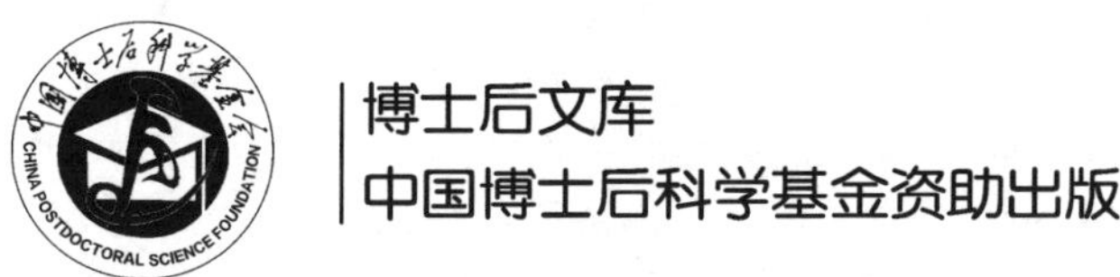

老年痴呆症社区早期预防与人群管理研究

代宝珍　著

科学出版社
北　京

内 容 简 介

老年痴呆症是我国面临的重大公共卫生问题。老年痴呆症患者病情往往不可逆转且进行性加重。目前，老年痴呆症的病因学还不是很清楚，且尚无有效的临床治疗方法。防治老年痴呆症的关键在于早期预防、早期干预。本书基于国内外大量的理论和实证研究成果，深入研究了适合我国社区居民的老年痴呆症早期识别、早期干预相关方法及技术，并从社区层面提出了我国老年痴呆症早期预防与人群管理的策略。

本书是中国博士后科学基金（2015T80520、2013M530242）、国家自然科学基金（71203080）、江苏省"六大人才高峰"第十一批高层次人才项目（2014-JY-004）的系列研究成果之一。本书既可以为公共卫生管理、社会心理、人口研究等领域的研究生、教师、专家、学者提供研究参考，又可以为相关卫生管理部门制定老年痴呆症社区早期预防与人群管理政策提供理论支持，也可以为广大基层社区卫生服务人员开展老年痴呆症社区早期预防与人群管理相关实践提供指导，还可以供一般读者了解全球关于老年痴呆症（病因、诊断、治疗等）的最新研究进展，掌握老年痴呆症早期预防、早期干预的实用方法和技术。

图书在版编目（CIP）数据

老年痴呆症社区早期预防与人群管理研究 / 代宝珍著. —北京：科学出版社，2016

（博士后文库）

ISBN 978-7-03-048771-1

Ⅰ. 老… Ⅱ. 代… Ⅲ. ①老年痴呆症–预防（卫生） ②老年痴呆症–社区–社会管理–研究 Ⅳ. R592.01

中国版本图书馆 CIP 数据核字(2016)第 131874 号

责任编辑：丁慧颖 / 责任校对：赵桂芬
责任印制：张 伟 / 封面设计：陈 敬

科 学 出 版 社出版
北京东黄城根北街 16 号
邮政编码：100717
http://www.sciencep.com

北京凌奇印刷有限责任公司印刷

科学出版社发行 各地新华书店经销
*
2016 年 6 月第 一 版 开本：787×1000 B5
2018 年 1 月第二次印刷 印张：13 3/4
字数：203 000

POD定价： 58.00元
（如有印装质量问题，我社负责调换）

《博士后文库》编委会名单

《博士后文库》序言

博士后制度已有一百多年的历史。世界上普遍认为，博士后研究经历不仅是博士们在取得博士学位后找到理想工作前的过渡阶段，而且也被看成是未来科学家职业生涯中必要的准备阶段。中国的博士后制度虽然起步晚，但已形成独具特色和相对独立、完善的人才培养和使用机制，成为造就高水平人才的重要途径，它已经并将继续为推进中国的科技教育事业和经济发展发挥越来越重要的作用。

中国博士后制度实施之初，国家就设立了博士后科学基金，专门资助博士后研究人员开展创新探索。与其他基金主要资助“项目”不同，博士后科学基金的资助目标是“人”，也就是通过评价博士后研究人员的创新能力给予基金资助。博士后科学基金针对博士后研究人员处于科研创新“黄金时期”的成长特点，通过竞争申请、独立使用基金，使博士后研究人员树立科研自信心，塑造独立科研人格。经过30年的发展，截至2015年底，博士后科学基金资助总额约26.5亿元人民币，资助博士后研究人员5万3千余人，约占博士后招收人数的1/3。截至2014年底，在我国具有博士后经历的院士中，博士后科学基金资助获得者占72.5%。博士后科学基金已成为激发博士后研究人员成才的一颗“金种子”。

在博士后科学基金的资助下，博士后研究人员取得了众多前沿的科研成果。将这些科研成果出版成书，既是对博士后研究人员创新能力的肯定，也可以激发在站博士后研究人员开展创新研究的热情，同时也可以使博士后科研成果在更广范围内传播，更好地为社会所利用，进一步提高博士后科学基金的资助效益。

中国博士后科学基金会从2013年起实施博士后优秀学术专著出

版资助工作。经专家评审，评选出博士后优秀学术著作，中国博士后科学基金会资助出版费用。专著由科学出版社出版，统一命名为《博士后文库》。

资助出版工作是中国博士后科学基金会“十二五”期间进行基金资助改革的一项重要举措，虽然刚刚起步，但是我们对它寄予厚望。希望通过这项工作，使博士后研究人员的创新成果能够更好地服务于国家创新驱动发展战略，服务于创新型国家的建设，也希望更多的博士后研究人员借助这颗“金种子”迅速成长为国家需要的创新型、复合型、战略型人才。

中国博士后科学基金会理事长

序

老年痴呆症多发生于50岁以后，是一种以认知功能缺损为核心症状的获得性智能损害综合征，其认知损害可涉及记忆、学习、定向、理解、判断、计算、语言、视空间等功能，智能损害程度足以干扰日常生活能力或社会职业功能；在其病程某一阶段，常伴有精神、行为、人格异常；具有慢性和进行性的特点。老年痴呆症患者的病情大多不可逆转，病程短则数年，长则数十年，一旦发病，造成的健康危害极大。

防治老年痴呆症的关键在于在社区层面构建老年痴呆症早期预防与人群管理体系。轻度认知障碍(mild cognitive impairment，MCI)是从认知健康状态向老年痴呆症转化中的重要环节，被公认为“老年痴呆症前期症状”。轻度认知障碍为老年痴呆症早期预防提供了“机会之窗”，以轻度认知障碍为突破口进行老年痴呆症社区早期预防与人群管理对于老年痴呆症防治与疾病管理有着十分重要的意义。

该书的作者代宝珍博士长期关注中国人口老龄化问题，着力于研究中国社会转型过程中老年人口的健康及保障问题。目前，中国亟需基于社区层面的老年痴呆症早期预防与人群管理相关的理论和实证研究。代宝珍博士撰写的该书将帮助更多的人正确认识老年痴呆症，消除对老年痴呆症患者的偏见和社会歧视，提高中国社会公众的老年痴呆症早期预防、早期干预的意识，为社区老年人提供实用的老年痴呆症早期预防方法和技术，推进在社区层面进行老年痴呆症早期预防、早期干预，并支持老年痴呆症患者及其家庭成员以延缓老年痴呆症患者的病情进展、提高患者和照料者的生存质量。

同时，代宝珍博士撰写的《老年痴呆症社区早期预防与人群管理研究》一书将为中国相关部门开展老年痴呆症社区早期预防与人群管理提供理论依据，为基层卫生服务人员开展老年痴呆症社区早期预防与人群管理提供实践指导，从而推动中国老年痴呆症社区早期预防与人群管理相关政策的制定进程。我希望更多的研究者加入到老年痴呆症社区早期预防与人群管理研究队伍中来，为早日构建中国老年痴呆症社区早期预防与人群管理体系而一起努力！

吴蓓 教授
Duke University，美国
2016 年春

前　言

随着我国人口快速老龄化，老年痴呆症已成为我国面临的重大公共卫生问题。目前，老年痴呆症的病因学还不是很清楚，也无有效的临床治疗方法。老年痴呆症患者的病情不可逆转，防治老年痴呆症的关键在于早期预防、早期干预。轻度认知障碍(mild cognitive impairment，MCI)是从认知健康状态向老年痴呆症转化中的重要环节，被公认为“老年痴呆症前期症状”。轻度认知障碍的提出弥补了老年痴呆症概念的滞后性，体现了早期预防、早期干预的理念，为老年痴呆症预防提供了一个独特的“机会之窗”。美国阿尔茨海默病协会（Alzheimer's Association）发表的 *2009 Alzheimer's Disease Facts and Figures* 明确指出：全面研究处于老年痴呆症患病高危状态的轻度认知障碍个体是达到预防老年痴呆症终极目标的关键。

行为生活方式是公认的老年痴呆症发病的主要影响因素。健康的行为生活方式有助于减少老年人及处于老年痴呆症患病高危状态的轻度认知障碍群体患老年痴呆症的风险。社区早期预防与人群管理是有效防治老年痴呆症的重要手段。轻度认知障碍是全球公认的老年痴呆症预防的“机会之窗”，它为早期预防老年痴呆症的成功提供了可能性，也为老年痴呆症的早期预防与人群管理提供了宝贵的时间。以轻度认知障碍这一“机会之窗”为突破口进行老年痴呆症社区早期预防与人群管理研究对于老年痴呆症防治与疾病管理有着十分重要的意义。

当前，我国老年痴呆症社区早期预防与人群管理相关政策滞后，社区人群普遍缺乏对老年痴呆症的科学认识，老年痴呆症患者及其家人普遍缺乏社会支持，亟需相关理论和实证研究为构建我国老年痴呆症社区早期预防与人群管理体系提供理论指导和数据支持。本书以社区老年人群及老年痴呆症高危人群——轻度认知障碍群体为研究突破口，开展系列理论和实证研究，并提出了构建我国老年痴呆症社区早期预防与人群管理体系的基本策略，这对于加快我国老年痴呆症社区早期预防与人群管理相关卫生政策制定进程、推动我国老年痴呆症社区早期预防与人群管理相关研究进展有着重要的意义。

本书共 9 章，主要章节内容如下。

第 1 章绪论部分主要从全球战略研究角度阐述了开展老年痴呆症社区早期预防与人群管理研究的背景及国内外老年痴呆症相关研究现状、前沿问题，并介绍了常用的临床辅助性诊断老年认知损害相关量表。

第2 章主要从个人、人际间和社区 3 个层面详细介绍了老年痴呆症早期预防与人群管理相关的健康行为理论。

第3 章介绍了当前全球慢性病防治方面经典的慢性病管理相关理论。

第 4 章介绍了最新的慢性病管理理论研究进展——基于多部门合作的慢性病管理相关理论。

第 5 章主要从慢性病管理的服务提供者、经济补偿方案、质量管理、实施效果等角度全面介绍了欧洲的典型代表性国家的基于多部门合作的慢性病管理实践。

第 6 章采用结构-过程-结果模型综合评价了上述典型代表国家的基于多部门合作的慢性病管理实践经验，并提炼出对于构建我国基于多部门合作的慢性病管理体系的若干启示。

第7 章从轻度认知障碍患者的家庭成员调查、社区轻度认知障碍筛查、老年痴呆症 KAP 量表的编制及评价、老年痴呆症现场调查等角度全面展示了老年痴呆症相关实证研究的设计、开展过程和研究结果。

第 8 章进一步总结了老年痴呆症相关实证研究的研究要点及其政策启示。

第 9 章在前面各章的基础上，提出了构建我国老年痴呆症社区早期预防与人群管理体系的基本策略。

本书从开始构想到最终完成历时 5 年之久，在此期间作者开展了大量的理论研究和实证研究，得到了多方的支持，书稿历经数次修改和完善。2014~2016 年正值本书稿修改和完善之际，作者在美国全球学科排名第一的约翰·霍普金斯大学布隆博格公共卫生学院（Bloomberg School of Public Health，The Johns Hopkins University）研修，查阅了大量相关的英文文献及美国阿尔茨海默病协会（Alzheimer's Association）最新发布的关于老年痴呆症病因、诊断、治疗等资料，并将这些最新的信息及时补充进书稿，力求本书稿能最大可能地展示全球老年痴呆症防治领域最新研究进展和老年痴呆症社区早期预防与人群管理领域的最新研究成果。

在本书即将出版之际，感谢美国杜克大学吴蓓教授和武汉大学毛宗福教授的支持，感谢来自武汉大学各专业的本科生（杨丽春、赵媛媛、郭静洋、修佩园、于丹、刘秋礼、屈天昊、魏强、刘勇等）和研究生（王超、徐洪、秦欢、韩丽、孙建伟、黄长巍等）积极参与实证研究部分的现场问卷调查工作。最后，感谢中国博士后科学基金会《博士后文丛》（自然科学）专家评审团对本书稿给出的宝贵建议，感谢中国博士后科学基金对本书的出版资助。

代宝珍
美国 约翰·霍普金斯大学
2016 年 1 月

目　　录

第1章 绪　论

1.1 研究背景

痴呆多发生于 50 岁以后，是一种以认知功能缺损为核心症状的获得性智能损害综合征，其认知损害可涉及记忆、学习、定向、理解、判断、计算、语言、视空间等功能，智能损害程度足以干扰日常生活能力或社会职业功能；在其病程某一阶段，常伴有精神、行为、人格异常。痴呆具有慢性和进行性的特点，病程短则数年，长则数十年（贾建平，2010）。痴呆可以分为阿尔茨海默病（Alzheimer disease，AD）、血管性痴呆（vascular dementia，VaD）、混合型痴呆等类型。年龄是痴呆的高危因素，在 65～69 岁老年人群中，阿尔茨海默病和血管性痴呆的患病率分别是 0.6% 和 0.3%，90 岁及以上人群中则分别是 22.2%和 5.2%（Zhang et al.，2006；Lobo et al.，2000）。

痴呆已经成为全球面临的重大公共卫生问题。2010年全球痴呆患者约3560万，预计 2050 年将增至 11 540 万（Handels et al.，2013）。痴呆不仅对患病个体，还对其照料者和社会都形成明显的负担（Daviglus et al.，2010；Sousa et al.，2009）。全球每年痴呆总负担水平$3150 亿（其中，直接费用$2100 亿，非正式照料费用$1050 亿），远远超过糖尿病（$560 亿）和吸烟（$2650 亿）的危害（Jönsson et al.，2009）。我国是世界上痴呆患者数量最多的国家，现有痴呆患者 700 万（张明园，2007），占全球痴呆患者总数的近 1/5，并以每年 100 万的速度递增（张振馨等，2001）。据推测，2040 年，我国痴呆患者数量将等于全世界发达国家痴呆患者数量的总和（Ferri et al.，2005）。随着我国人口快速老龄化，痴呆已成为我国面临的重大公共卫生问题。

阿尔茨海默病，俗称老年痴呆症，属于神经变性痴呆，是痴呆的主要亚型，占 60%～80%（Fratiglioni et al.，2001）。这种疾病损坏人体脑细胞，导致记忆、思考、行为等改变，患者的症状会随着时间而逐渐恶化，最终死亡。在美国，老年痴呆症是导致美国人死亡的 7 个主要致死原因之一，每 70 秒就有一个美国人发展为老年痴呆症（Alzheimer's Association，2009）。据估计，2009 年仅美国就估计有 530 万老年痴呆症患者，包括 510 万 65 岁及以上老年患者和 20 万 65 岁以下人群。预计到 2050 年，美国每年会新增 100 万老年痴呆症患者（Alzheimer's Association，2009）。不仅如此，老年痴呆症在全球蔓延，不分区域、贫富、等级和阶层。在发展中国家，特别是“未富先老”的发展中国家，老年痴呆症的防治形势更为严峻。

目前，老年痴呆症的病因还不是很明确，也没有有效的临床治疗方法。学术界一致认为老年痴呆症和其他普通的慢性病一样，是多种因素综合作用的结果。尽管如此，年龄被学术界一致认为是老年痴呆症的最大危险因素，老年人是老年痴呆症的高危人群。研究显示，在 65 岁及以上的老年人群中，老年痴呆症的患病率会随着年龄的增长而迅速飙升（Zhang et al.，2006；Lobo et al.，2000）。

由于没有有效的临床治疗方法，老年痴呆症早期预防、早期干预成为目前全球积极应对老年痴呆症的首要措施。研究显示，如果采取有效措施延缓一年老年痴呆症的发生及进展，那么在 2050 年将少 920 万老年痴呆症患者，将明显减轻全球疾病负担水平（Brookmeyer et al.，2007）。轻度认知障碍（mild cognitive impairment，MCI）是 Petersen 等（1999）提出的一种症状性诊断，是指总体认知功能和日常能力正常，没有达到痴呆的老年人。近年来，轻度认知障碍的概念外延，泛指所有原因所致的有轻度认知损害但没有达到痴呆的老年人，包括多种认知障碍表现类型，如遗忘性轻度认知障碍和非遗忘性轻度认知障碍（Petersen et al.，2005）。轻度认知障碍是正常老化和痴呆早期阶段的潜在转化状态，被公认为“痴呆的前期症状”（Xu et al.，2009）。轻度认知障碍是老年痴呆症的高危因素（Gauthier et al.，2006；Alzheimer's Association，2009）。相对于认知功能正常老年人每年 1%～2.5%的老年痴呆症发病率，轻度认知障碍每年约 15%转归为老年痴呆症（Huang et al.，2005），5～10 年的痴呆转归率为 60.5%～100%（Morris et al.，2001；Ritchie et al.，2001）。

目前，老年痴呆症的病因学还不是很清楚，轻度认知障碍如何发展成老年痴呆症及其他类型痴呆的机制也不清楚。老年痴呆症患者的病情不可逆转，防治老年痴呆症的关键在于早期预防、早期干预。轻度认知障碍的提出弥补了痴呆概念的滞后性，体现了早期预防、早期干预的理念，为早期预防、早期干预老年痴呆症提供了一个独特的“机会之窗”。美国阿尔茨海默病协会（Alzheimer's Association）发表的 *2009 Alzheimer's Disease Facts and Figures* 明确指出：全面研究处于老年痴呆症患病高危状态的轻度认知障碍个体是达到预防老年痴呆症终极目标的关键。

和其他普通的慢性病一样，行为生活方式也是公认的老年痴呆症的主要影响因素之一。健康的行为生活方式被一致认为有助于减少老年人及处于老年痴呆症患病高危状态的轻度认知障碍群体患老年痴呆症的风险（Mayo Clinic staff，2010；Lüders et al.，2012；Tranah et al.，2011）。然而，我国老年认知损害相关研究主要局限于老年痴呆症和轻度认知障碍相关流行病学调查及少量住院患者或老年痴呆管治网络内的在册患者的干预研究（张振馨等，2001；王峰等，2010；吕红红，2010；邹展平等，2011）。由于社会公众普遍缺乏对老年痴呆症的正确认识，加上目前极度缺乏基于社区层面的老年痴呆症高危人群（老年人、轻度认知障碍患者）的老年痴呆症相关知识、态度、行为等基本信息，这使得我国老年痴呆症社区早期预防与人群管理相关政策的制定进程十分缓慢。

基于社区层面开展老年痴呆症早期预防与人群管理是有效防治老年痴呆症的重要手段，以轻度认知障碍这一“机会之窗”为突破口开展老年痴呆症社区早期预防与人群管理研究对于老年痴呆症防治与患者管理有着十分重要的意义。病因预防，即一级预防，才能从根本上预防疾病的发生。及时了解社区人群的行为生活方式现况并采取有针对性的措施纠正不良行为生活方式是降低老年痴呆症发病率的首要措施。尽管目前尚无可以治愈老年痴呆症的临床治疗方法，但是可以用于延缓老年痴呆症的记忆衰退和改善老年痴呆症相关情绪、行为症状的临床药物已经被成功研发出来。老年痴呆症起病隐匿，病情进展缓慢，早期症状往往只是健忘，极易与老年人一般性健忘相混淆。因此，对老年人和轻度认知障碍患者等老年痴呆症高危群体采取二级预防措施，即早期发现、早期诊断、早期治疗等，可以有效延缓老年痴呆症的疾病发展进程。

在我国，老年痴呆症带来的不仅仅是巨大的疾病经济负担和患者照料负担，还带来了对老年痴呆症患者及其家庭的偏见、社会歧视等问题。传统的“老年痴呆症”称呼可能给老年痴呆症患者及其家庭带来巨大的心理负担，导致老年痴呆症患者及其家庭隐瞒病情、延误治疗、生活被孤立等，不利于老年痴呆症的早期发现、早期诊断、早期治疗。不仅如此，由于老年痴呆症患者在病程后期可能表现出的幻觉、幻听、精神异常、行为改变和人格障碍等症状与一般的精神性障碍或疾病相似，这使得普通社区人群极易将其与之相混淆，从而导致社区人群对老年痴呆症患者的歧视，这将会进一步加重对老年痴呆症患者的孤立状态，增加老年痴呆症患者及其家人的心理负担，从而阻碍老年痴呆症患者得到及时治疗。

我国老年痴呆症患者数量巨大，应尽早构建老年痴呆症社区早期预防与人群管理体系，以增加社区高危人群的老年痴呆症相关早期症状及早期预防知识、提高社区人群的老年痴呆症识别能力、纠正社区人群对老年痴呆症的认识误区并促其对老年痴呆症等老年认知损害患者采取科学和友善的态度。然而，目前我国老年痴呆症社区早期预防与人群管理政策几乎空白，相关政策制定由于没有足够的理论和实证研究数据支撑而进展缓慢。公共卫生政策的严重滞后使得老年痴呆症患者及其家庭逐渐成为孤岛，他们只能独自承受老年痴呆症带来的长期的、巨大的经济负担和照料负担及由于社区居民误解带来的沉重心理负担。

1.2 国内外研究现状

1.2.1 痴呆类型及患病情况

痴呆是一种由大脑病变引起的获得性和持续性智能障碍综合征，可以分为老年痴呆症，即阿尔茨海默病（Alzheimer disease，AD）、血管性痴呆（vascular dementia，VaD）、混合型痴呆等类型。在所有痴呆中，阿尔茨海默病，即老年痴呆症，占的比例最高（60%～80%）（Fratiglioni et al.，2001）。

痴呆的患病率随年龄增加而显著增加（Zhang et al.，2006）。研究显示，65～69 岁老年痴呆症和血管性痴呆的患病率分别是 0.6%和 0.3%，而 90 岁及以上人群中则分别是 22.2%和 5.2%（Lobo et al.，2000）。我国 65 岁及以上人群中老年痴呆症总患病率为 4.8%，男性为 2.9%，女性为 6.6%，均高于血管性痴呆的患病率（总患病率为 1.1%，男性为 1.2%，女性为 1.1%）（Zhang et al.，2005；Zhao et al.，2010；周晓辉等，2008）。

据估计，全世界痴呆患者人数几乎每 20 年就翻一番，2050 年将增至 11 540 万（Handels et al.，2013）；2001～2040 年，发达国家的痴呆患者数量增长速度相对平稳（大约 100%），而中国痴呆患者数量的增长速度则是 314%～336%，是发达国家的 3 倍（Ferri et al.，2005）。数量如此庞大、增速惊人的痴呆群体将给我国带来巨大的社会经济负担和长期照料负担。

1.2.2 老年痴呆症主要症状、病因及治疗

阿尔茨海默病，即老年痴呆症，是一种最常见的痴呆类型。美国阿尔茨海默病协会（Alzheimer’s Association）公布了老年痴呆症的 10 个典型症状，以帮助社会公众及时甄别老年痴呆症患者。这 10 个典型症状：①无法维持正常日常生活的记忆力改变；②常见的生活问题解决能力出现障碍；③无法完成既往比较熟悉/熟练的工作任务；④时间和地点的感觉开始模糊；⑤视觉图像和空间感错误或丧失；⑥在说/写方面出现词语想不起来等表达问题；⑦错放东西或丧失回忆；⑧判断力减弱；⑨工作和社会活动变少；⑩情绪和人格改变。由于大脑的病变，老年痴呆症患者在病程中后期一般不知道自己是谁并丧失独立生活能力。

关于老年痴呆症的病因，尽管全球开展了大量研究，但依然不是很清楚。目前，全球专家一致认为，老年痴呆症和其他慢性病一样，是由一系列的多方面因素综合作用的结果，而不是由单一原因造成的。尽管如此，年龄是公认的最大的危险因素。大多数老年痴呆症患者的年龄都在 65 岁及以上，且老年痴呆症的患病率会随着年龄增加而增加。在全球范围内，有少量老年痴呆症患者（约有几百例）被认为是由于罕见的基因改变而导致的。在这些少量的老年痴呆症患者家庭中，老年痴呆症被发现有一定的遗传性，并且其发病年龄有提前迹象（65 岁以下）（Alzheimer’s Association，2009）。近几年的最新研究结果使得很多科学家相信，健康的行为生活方式，包括健康饮食、锻炼身体、多动脑、多参加社会活动等，是可以有效降低老年痴呆症患病风险的。

目前没有单一的检测方法可以诊断老年痴呆症，老年痴呆症的最终确诊往往需要全面了解患者的患病史和就医经历、体格检查情况、记忆力测试结果、心智及神经系统总体功能等。医生还有可能会询问患者家属有关患者记忆力或者思考能力等的变化情况。目前还没有研发出能预防或者彻底治愈老年痴呆症的临床药物。有些药物已经证明可以用于暂时延缓老年痴呆症所导致的记忆力下降问题，还有些治疗其他疾病的药物被发现可以帮助缓解老年痴呆症所导致的情绪和行为等症状。

科学家相信在老年痴呆症患者发病的数年之前，患者的脑细胞已经开始由于某些因素而出现损伤。当老年痴呆症患者的临床症状出现时，大脑的神经细胞已经开始退化或者死亡了。尽管大多数老年痴呆症患者会在确诊后 4～6 年

死亡，但老年痴呆症的整个疾病发展时期可以长达 20 年。通常情况下，老年痴呆症病程可以分为 7 个阶段：①没有认知损害期。这个阶段个体没有任何记忆问题，医学检查也查不出记忆力损伤的证据。②非常轻微的认知下降期。这个阶段个体会忘记一些曾经熟悉的词语、人名或者找不到常用的东西，但这些记忆力问题还不是很明显，医学检查无法检测到，身边的朋友和家人一般也不会察觉到。③轻度认知下降期。这个阶段个体会表现出一些早期的老年痴呆症症状，患者的记忆力和注意力变化可以用临床检测手段查出，身边的家人和朋友也可以明显察觉到患者的记忆力等认知能力下降，如无法回忆起曾经熟悉的词语和人名、丢失或者错放贵重物品、计划和组织能力下降等。④中度认知下降，也称为老年痴呆症早期。患者认知能力进一步下降，无法完成较复杂的工作或家务，如支付账单、管理财务、安排就餐等。⑤中度严重认知下降，也称为老年痴呆症中期。患者可能不知道他们在哪里，不知道时间、日期、季节，无法回忆一些重要的细节，如家庭住址、电话号码、同事的姓名及曾经毕业的高中学校校名。⑥严重认知下降，是老年痴呆症中后期。患者的记忆力进一步下降，出现明显的人格改变和行为症状，多疑且出现错觉（如患者可能相信他/她的照料者是个骗子），出现幻听、幻觉或者出现一些强迫性的重复动作，日常生活需要他人帮助，经常忘记配偶的名字，经常忘记最近发生的事，出门容易走失。⑦非常严重的认知下降，也称为老年痴呆症后期。患者失去对周围环境的感知能力，失去口头表达能力，无法控制自己的行动。这个阶段患者的行走、坐立、吃饭、上厕所等需要他人帮助。

1.2.3　轻度认知障碍诊断、转归及患病率

轻度认知障碍（mild cognitive impairment，MCI）是指个体存在超出其年龄所允许的一个或数个认知功能领域损害（特别是记忆功能障碍），但仍能维持整体认知功能完好，不影响日常生活的一种综合征，其患者是老年痴呆症及其他类型痴呆的高危人群（Gauthier et al.，2006；谢瑞满，2010）。轻度认知障碍患者泛指认知功能下降但未达到痴呆诊断标准的人群（Petersen et al.，2005）。与痴呆概念相似，轻度认知障碍只是一种症状性诊断，是多种原因导致的综合征。现有两个国际诊断标准用于诊断（Winblad et al.，2004；Portet et al.，2006），即国际轻度认知障碍工作组标准和欧洲阿尔茨海默病联合会轻度认知障碍工作组标准，均包括以下几点：①认知功能下降，主诉或知情者报告的认知损害，

而且客观检查有认知损害的证据和（或）客观检查证实认知功能较以往减退；②日常基本能力正常，复杂的工具性日常能力可有轻微损害；③无痴呆。

由于轻度认知障碍与老年痴呆症的密切关系，长期以来，遗忘型轻度认知障碍成为临床研究的焦点。目前，对遗忘型轻度认知障碍的较统一的诊断标准：①主诉有记忆减退，记忆障碍是基本和主要的主诉；②有记忆减退的客观检查证据（记忆下降程度低于年龄和文化匹配对照的 1.5 个标准差以上）；③一般认知功能正常；④日常生活能力保留；⑤不是痴呆，即没有足够的认知障碍诊断为痴呆。本研究的轻度认知障碍诊断标准采用的正是这一标准。

研究发现，相对于认知功能正常老年人每年 1%～2.5%转归为老年痴呆症，轻度认知障碍每年约 15%转归为老年痴呆症（Petersen et al.，1999）。我国 55 岁以上人群中，轻度认知障碍患者和认知功能正常者每年痴呆的转归率分别为 14.1%和 1.6%（其中，老年痴呆症分别是 8.0% 和 1.1%，血管性痴呆分别是 5.0% 和 0.3%），轻度认知障碍患者转归成痴呆的危险是正常老年人的 9 倍（Huang et al.，2005）。我国西安和美国休斯敦对轻度认知障碍患者随访 3 年后发现，美国休斯敦轻度认知障碍患者更倾向于转归为老年痴呆症（美国休斯敦为 47.9%，我国西安为 18.5%），我国西安的轻度认知障碍患者受教育水平低，更倾向于转归为血管性痴呆（美国休斯敦为 20.5%，我国西安为 29.2%），基因、文化背景、受教育水平、血管危险因素等差异都是造成轻度认知障碍转归呈现痴呆类型地理分布不均的主要原因（Xu et al.，2004）。

大范围人群的流行病研究显示，欧洲各国轻度认知障碍患病率一般为 2.8%～6.5（Kivipelto et al.，2001；Ganguli et al.，2004）；美国 65 岁及以上老年人群的轻度认知障碍患病率是 10%～20%（Alzheimer's Association，2009）。最新系统评价研究结果显示，我国 60 岁及以上老年人群的轻度认知障碍患病率为 12.7%（95% CI：9.7%～16.5%），高龄老人患病率高于低龄老人，文盲老人的患病率明显高于受过教育的老人（Nie et al.，2011）。

目前，我国尚无大范围人群的轻度认知障碍流行病调查，仅在少数地区针对小部分人群开展过轻度认知障碍流行病调查，一般采用简易精神状态量表（Mini-Mental State Examination，MMSE）等轻度认知障碍快速筛查工具。采用简易精神状态量表（MMSE）进行轻度认知障碍快速筛查的结果显示，我国社区老年人群轻度认知障碍患病率一般在 20%及以上。例如，方桂珍等（2009）对杭州市 3 个城区中 5 个社区共计 925 名 60 岁及以上老年人群采用简易 MMSE 进行轻度认知障碍快速筛查，结果显示轻度认知障碍筛查患病率为 21.1%；杨敬源等（2008）对贵阳市 2 个城区 26 个社区 3175 名 60 岁及以上老年人采用 MMSE 快速筛查的轻度认知障碍筛查患病率为 20%。

MMSE 一般用于初步筛查，筛查阳性者有待进一步临床确诊，即在 MMSE 快速筛查出轻度认知障碍阳性者的基础上，再参照《美国精神障碍诊断和统计手册》第 4 版的轻度认知障碍诊断标准，进一步对筛查阳性者进行临床确诊，这样才能得到确切的轻度认知障碍患病率。研究显示，采用这种方法，我国各地社区老年人群的轻度认知障碍患病率呈现出明显的地区差异，东部省份的患病率（9.6%）一般会低于西部省份（14.7%）（Nie et al.，2011；邱昌建等，2003；朱晓琼等，2009；汤哲等，2007；黄若燕等，2008）。

1.2.4　老年痴呆症研究现况

1. 老年痴呆症流行病学研究

老年痴呆症流行病学研究集中在 1990～2000 年，以欧美的相关报道较多。2000 年以后，拉丁美洲、非洲、亚洲（中国、日本）等国家也先后开始出现老年痴呆症流行病学相关报道（Kalaria et al.，2008；Llibre Rodriguez et al.，2008）。我国对老年痴呆症流行病学的研究集中在 2000～2007 年，开展老年痴呆症流行病学相关研究的地区主要集中在北京、上海、广州、西安、成都、新疆等少数地区。

2. 老年痴呆症照料者研究

由于没有有效的临床治疗方法，过去 30 年来为老年痴呆症患者的家庭照料者提供社会支持是全球应对痴呆的重要策略（Gavrilova et al.，2009；Guerra et al.，2011）。这些支持主要帮助老年痴呆症患者及其家庭正确面对诊断结果、及时获取疾病信息和关于治疗的建议等，以最大化提高患者的生命质量。因此，过去 30 年的老年痴呆症相关研究主要关注于老年痴呆症患者的照料者（特别是老年痴呆症照料者）。研究显示，大多数国家的老年痴呆症患者在家中由家属照料（Alzheimer's Association，2009，2010；张振馨等，2005）。在绝大多数发展中国家，共同居住的配偶是老年痴呆症患者的主要照料者（Shaji et al.，2009）。老年痴呆症病程短则数年，长则数十年，照料者往往要承担巨大的长期照料负担及由此带来的精神压力。研究显示，越来越多的老年配偶必须面对另一方被诊断为老年痴呆症的事实，配偶照料者的照料体验和其本身的精神及身体健康状态、性别、和患者的关系、文化背景及个性有关，并可能直接影响照料效果（Braun et al.，2009；Etters et al.，2008）。

由于老年痴呆症患者，特别在老年痴呆症中后期，会出现行为、心理及精神症状，其行为和心理症状在居家照料中一般很难掌控，老年痴呆症照料者的负担主要依赖于照料者的照料体验，特别是照料者的性格，和照料者自身的心理健康有关，并有可能负面影响照料者的情绪，导致照料者抑郁，进而进一步影响老年痴呆症患者的照料过程。研究证实，老年痴呆症家庭照料者的抑郁状况明显高于非痴呆照料者（Boutoleau-Bretonnière et al.，2009；Wilson et al.，2007；Liu et al.，2009；向寒梅、黄淑华，2008）。照料者在时间和精力上的付出与实际效果的不成正比以及照料者缺乏老年痴呆症相关防治知识和信息等，都会致使老年痴呆症家庭照料者逐渐失去信心，进而可能会出现冷落和嫌弃患者等现象（Mahoney et al.，2005；Zhan，2004；孙建萍，2006）。

3. 老年痴呆症照料者研究进展

为老年痴呆症家庭照料者提供社会支持的方式主要是对家庭照料者进行社区干预。针对老年痴呆症家庭照料者的社区干预措施主要有个性化行为干预、健康教育干预、社会心理干预和综合性干预策略等。

1）个性化行为干预

个性化的行为干预方案一般针对老年痴呆症家庭照料者个体的具体情况进行设计。由于长期的全天候照料，家庭照料者的负担较重，照料者可能面临睡眠质量降低及睡眠障碍等问题。同时，长期照料带来的超负荷精神压力可能会导致照料者产生心理问题，甚至抑郁等。

短期的行为干预曾普遍被用来改善慢性病长期照料者的睡眠质量，这一行为干预方案通常被称为照料者睡眠干预（caregiver sleep intervention，CASI），也被用来改善社区老年痴呆症照料者的睡眠质量。一小组存在睡眠质量低下及睡眠障碍的老年痴呆者照料者参与了为期 5 周的照料者睡眠干预项目，结果显示照料者的睡眠质量和抑郁情况得到明显改善（Simpson et al.，2010）。

同样，为了缓解家庭照料者的抑郁症状和心理压力，瑜伽冥想（也称为内在能源）干预方案也被用来尝试改善照料者的心理压力。实验结果显示，对 12

位老年痴呆症的年长女性照料者进行 6 期的瑜伽冥想干预后，照料者们的身心健康均得到改善，抑郁、焦虑等症状有效得到减轻，且自我效能得到有效提高（Waelde et al.，2004）。

老年痴呆症患者死亡后，通常作为照料者的老年配偶被产生慢性抑郁症状，有的甚至在老年痴呆症患者死亡后一年依然会存在慢性抑郁症状。为了减轻老年痴呆症患者死亡可能导致的照料者慢性抑郁，临床强化和干预措施也作为一种老年痴呆症照料者的支持性干预措施被用于改善这些丧偶的照料者的抑郁症状（Haley et al.，2008）。

2）健康教育干预

健康教育是一种传统的健康干预方式，它通过向人们传输与健康相关的知识、信息、经验及技能，促使人们采取和改善健康的行为生活方式，来达到保持健康、促进健康的目的。针对老年痴呆症照料者的健康教育干预在很多群体中得到运用。例如，对美国退伍军人中老年痴呆症患者的照料者进行远程电话健康教育干预，结果发现照料者的负担、精神压力和抑郁症状均得到不同程度的有效缓解，照料者的生活质量和满意度得到了大幅度的提升（Bormann et al.，2009）。

家庭照料者通常缺乏老年痴呆症相关知识和照料老年痴呆症患者的相关技能，对他们进行健康教育及相关技能培训是对老年痴呆症家庭照料者进行社会支持的重要方式。在秘鲁利马和俄罗斯莫斯科开展的针对老年痴呆症家庭照料者的为期 6 个月的健康教育干预项目包括了三个组成部分：健康知识评估、老年痴呆症基本健康知识教育和针对老年痴呆症患者特定精神行为等症状和问题的健康教育培训。研究结果显示，相对于对照组，干预组的家庭照料者的照料负担明显得到减轻，在秘鲁的实验结果同时显示照料者的精神压力也得到了有效的缓解（Gavrilova et al.，2009；Guerra et al.，2011）。

3）社会心理干预

社会心理干预（psychosocial intervention）也是常用于改善老年痴呆症家庭照料者心理健康的干预方式之一。研究者对来自美国纽约市、英国曼彻斯特市和澳大利亚悉尼市三个城市的临床门诊中心的老年痴呆症配偶照料者进行了为期 2 年的社会心理干预措施。随访结果显示，随着时间的推移，社会心理干预组的配偶照料者的精神抑郁情况得到有效改善，而空白对照组则无改善。显然，以有效的咨询和心理支持等为主要干预内容的社会心理干预方式是有效的（Mittelman et al.，2008）。

4）综合性干预策略

综合性干预策略一般同时采取多种社区干预措施，如同时采取个性化行为干预、健康教育干预、社会心理干预、临床治疗干预等多种干预方式。例如，采取家庭照料协调者、老年医学专家、照料支持措施和个性化服务等多重干预措施（Eloniemi-Sulkava et al.，2009）；对患者和照料者进行社会支持的综合社区干预（Burgener et al.，2011）；同时采取多种社区干预用于提高照料者生活质量、改善其抑郁症状（Belle et al.，2006；Ott et al.，2010）；以及社会心理干预、健康教育、家庭支持和技能培训相结合等（Ostwald et al.，1999）。对照组一般是常规方法或者空白对照。

这些对老年痴呆症照料者进行社会支持的社区干预方式中，有些干预措施在不同文化背景下取得类似的效果，如在秘鲁利马和俄罗斯莫斯科进行的包含一期基本教育和二期针对特定问题培训的10/66的干预方式就取得了和发达国家类似的效果。有些干预措施则已被证明对照料的社会支持效果不好，如针对老年痴呆症家庭照料者的群体干预措施就已经被证明了没有个性化干预措施的效果好。同时，有些干预措施已经被证明无效，如自我教育、群体行为疗法和支持疗法（Selwood et al.，2007）。

但是，系统性综合评价研究结果发现，对老年痴呆症家庭照料者进行社会支持的各种干预措施的效果其实非常有限（Schoenmakers et al.，2010）。也有学者认为，导致对老年痴呆症家庭照料者进行社会支持的各种干预措施的效果有限的主要原因可能是研究策略或研究方法的局限性使得这些干预措施的效果被低估（Zarit et al.，2008）。

1.2.5 当今老年痴呆症研究前沿

随着老年痴呆症病因学的研究进展及早期发现、早期干预意识的逐步提高，轻度认知障碍成为了当今老年痴呆症相关研究的前沿（Daviglus et al.，2010）。

在欧美国家，已有学者开始研究轻度认知障碍患者家属的照料负担水平。研究发现，30%左右的轻度认知障碍患者家属会报告有临床意义的负担，照料者感受到的负担水平和轻度认知障碍患者的神经心理测试得分无关，与患者长期的认知功能障碍症状、行为/精神和记忆问题及相关行为改变有关（Bruce et al.，2008）。将轻度认知障碍患者家属和老年痴呆症家庭照料者的照料体验进行对比发现，轻度认知障碍患者家属反映更多的是轻度认知障碍患者的神经行为症状和缺陷，老年痴呆症家庭照料者反映的多是患者认知功能失能和缺陷。尽管轻度认知障碍患者家属对轻度认知障碍患者的照料只是处在照料的早期阶段，患者家属的照料负担和心理疾病水平均低于老年痴呆症家庭照料者，但大多数轻度认知障碍患者家属已经开始感觉到由于照料负担水平加大所致的苦恼，对外来服务和社会支持的需求已经开始逐步增加。这些都提示对轻度认知障碍患者及其家属应考虑采取可能的社区干预措施来支持他们（Ryan et al.，2010；Garand et al.，2005）。

轻度认知障碍群体是老年痴呆症的高危人群。轻度认知障碍为老年痴呆症的早期预防、早期干预提供了一个独特的“机会之窗”，同时也为制定旨在帮助轻度认知障碍患者家属做好应对老年痴呆症相关准备（包括收集老年痴呆症等相关知识，及时采取健康行为生活方式等）的相关卫生政策提供了可能（Austrom et al.，2009；Lu et al.，2009）。尽管国外前沿学者已经开始转向轻度认知障碍研究领域，但在我国，轻度认知障碍的相关研究依然仅限于患病率等流行病学研究。

老年痴呆症早期预防俨然已经成为当前老年痴呆症防治领域的研究前沿。行为生活方式是目前公认的老年痴呆症的重要影响因素。健康的行为生活方式被认为可以降低老年痴呆症的患病风险。促进老年人、轻度认知障碍患者等老年痴呆症高危群体采取健康的行为生活方式是目前最有效、成本最低的老年痴呆症早期预防手段。及时获取老年痴呆症的相关知识、采取正确态度对待老年痴呆症及其患者是促进健康的行为生活方式的首要前提。因此，关于老年人群、轻度认知障碍患者等老年痴呆症高危群体的老年痴呆症相关知识、态度、行为等老年痴呆症社区早期预防与人群管理研究已经成为当务之急。

1.3　老年认知损害量表

1.3.1　概述

近 30 年来，国内外老年认知损害量表根据用途不同，可分为：①临床辅助诊断量表；②基于个人健康行为理论的社区诊断量表。

临床辅助量表根据评价对象不同可分为：①痴呆、老年痴呆症相关量表；②轻度认知障碍相关量表。这些量表是进行老年痴呆症等老年认知损害患者筛查的基本工具，也是老年痴呆症等老年认知损害类疾病临床辅助诊断的重要手段，测量结果可作为临床诊断和治疗的重要依据。

基于个人健康行为理论的社区诊断量表主要是根据个人健康行为理论编制量表以测量与社区人群的老年痴呆症等老年认知损害类疾病相关的知识、态度、行为等，测量结果一般作为相关社区早期预防与人群管理的政策依据。

1.3.2 老年认知损害临床辅助诊断量表

1. 痴呆、老年痴呆症相关量表

痴呆、老年痴呆症相关量表主要关注于痴呆、老年痴呆症的临床辅助诊断（Daliri，2012），其次是患者的认知损害程度（Dementia Severity Rating Scale，DSRS）、行为（如 Behavior Rating Scale for Dementia，BRSD；Agitated Behavior in Dementia Scale，ABID）、失能（如 Disability Assessment for Dementia，DAD）、生命质量（如 Quality of Life-Alzheimer's Disease Scale，QOL-AD）等评价（Xie et al.，2009；Mack et al.，1999；Gauthier et al.，1996；Logsdon et al.，1999；Feldman et al.，2001；Logsdon et al.，2002）。

有些量表已经开始出现多语种的版本，如老年痴呆症患者的生命质量量表（QOL-AD）的葡萄牙语版本和西班牙语版本在持相应语种的人群中均显示出良好的信度和效度。

同样，痴呆患者行为评定量表（BRSD）的韩文版（BRSD-K）和痴呆行为困扰量表（Dementia Behavior Disturbance Scale，DBDS）日文版也分别在韩国和日本的相应研究人群中显示出良好的信度和效度。

2. 轻度认知障碍相关量表

轻度认知障碍相关量表多关注于轻度认知障碍临床辅助诊断和筛查轻度认知障碍向老年痴呆症转归的高危人群，如临床痴呆评定量表（Clinical Dementia Rating Scale，CDRS）的修订版（mCDRS）。有研究证实，临床痴呆评定量表的修订版是一款特别适用于多中心临床试验和基于人群的轻度认知障碍和轻度痴呆研究的可靠而经济实用的量表（Duara et al.，2010）。

有些量表已经出现中文版，适用人群和主要用途也得到了一定程度的延伸，如阿尔茨海默病评价量表——认知量表（Alzheimer Disease Assessment Scale-Cognitive subscale，ADAS-Cog）。该量表在国外主要用于在遗忘型轻度认知障碍中筛查老年痴呆症高危转归人群（Rozzini et al.，2008；Pyo et al.，2006）。不仅如此，经国内研究证实，其相应的中文版（ADAS-Cog-C）能有效区分轻度和中度老年痴呆症（敏感度分别为 78%和 82%，特异度分别为 70%和 73%），可用于老年痴呆症的临床辅助诊断、认知损害程度分级及临床老年痴呆症患者的药物治疗效果监测（Wang et al.，2004）。

简易精神状态量表（Mini-Mental State Examination，MMSE）和蒙特利尔认知评估量表（Montreal Cognitive Assessment，MoCA）是用于轻度认知障碍快速筛查的量表。简易精神状态量表（MMSE）一般用于轻度认知障碍初步筛查，筛查阳性者有待进一步临床确诊，即在 MMSE 快速筛查出轻度认知障碍阳性者的基础上，再参照《美国精神障碍诊断和统计手册》第四版的轻度认知障碍诊断标准，进一步对筛查阳性者进行临床确诊，这样才能确诊。蒙特利尔认知评估量表（MoCA）目前是一线医生筛查轻度认知障碍患者的新型简便工具。它是在 MMSE 的基础上不断改良并于 2004 年 11 月确定的最终版本，目前已被翻译成 20 余种语言版本，我国于 2006 年引进 MoCA。和 MMSE 一样，MoCA 筛查阳性者需进一步临床确诊。MoCA 被公认为在快速筛查轻度认知障碍患者方面具有比 MMSE 更好的敏感度。

1.3.3 基于个人健康行为理论的社区诊断量表

1. 国外老年痴呆症社区诊断量表的研发情况

近年来，随着老年痴呆症病因学的研究进展及老年痴呆症早期预防、早期干预意识的逐步提高，少量前沿研究编制了老年痴呆症相关知识、态度量表。

例如，Nordhus 等（2012）编制的老年痴呆症相关知识量表（Alzheimer's Disease Knowledge Scale，ADKS），主要用于测量挪威临床精神科医生的老年痴呆症相关知识掌握情况，旨在制定针对临床精神科医生的老年痴呆症相关知识强化方案以便给老年痴呆症患者提供适宜的医疗及护理服务。该量表由 30 条是非题组成，覆盖老年痴呆症的危险因素、评估与诊断、症状、病程、生活影响、照料、治疗和管理等。实际应用中，该量表运用挪威临床精神学协会的网上调查搜集数据，应答率是 50.9%。

又如，Shibata 等（2010）依据在 2161 名（有效应答率 86%）20 岁及以上的日本公众调查结果编制了痴呆家庭照料量表，Werner et al.（2011）依据 185 名老年痴呆症患者子女的调查结果编制了老年痴呆症家庭耻感量表（Family Stigma in Alzheimer's Disease Scale，FS-ADS）。

2. 国内老年痴呆症社区诊断量表的研发情况

近年来，我国也有少量零散研究对社区老年人群的老年痴呆症相关知识知晓率现况进行了探索，如有研究对枣庄市区 60 岁以上 1500 例老年人进行老年痴呆症相关知识知晓率调查，调查内容包括"什么是老年痴呆""老年痴呆症是否与经常使用铝制餐具有关""老年痴呆症是否与性格内向有关"等8个条目，结果显示老年痴呆症总体知晓率为 6.46%（王峰等，2010）；另有研究对怀化市 167 位 65 岁以上老年人的老年痴呆症相关知识知晓率进行调查，以回答正确总分在 60 分以上为知晓计算标准，认为老年痴呆症总体知晓率为 13.2%（彭艾莉等，2008）。

1.3.4 国内外老年痴呆症相关量表的综合评价

总体说来，国外主要关注于老年痴呆症等老年认知损害类疾病的临床辅助诊断与认知损害程度评价，仅有少量量表是基于个人健康行为理论的社区诊断。

从已有的基于个人健康行为理论的社区诊断量表的内容和针对的人群来看，国外已有的基于个人健康行为理论的老年痴呆症相关知识量表涉及的内容多是老年痴呆症相关临床专业知识，这使得这些量表不适于在社区人群及轻度认知障碍群体中运用。

同时，国外现有的基于个人健康行为理论的老年痴呆症相关态度测量也仅关注于老年痴呆症家庭照料和耻感，尚未涉及老年痴呆症个人耻感、老年痴呆症病因及就医等态度问题。不仅如此，国外现有的基于个人健康行为理论的老年痴呆症相关知识、态度量表测量内容和适用人群较单一，由于缺失老年痴呆症相关行为测量，使得老年痴呆症相关知识、态度、行为研究缺乏关联性和衔接性。

我国基于个人健康行为理论的社区诊断性老年痴呆症相关量表的研发起步晚，且普遍存在问卷条目设计缺乏系统性、各类相关调查结果的可比性差等缺点。由于没有较为成熟的可适用于大范围社区老年人群的、信度和效度均较高的老年痴呆症相关量表，致使我国社区老年人群的老年痴呆症相关知识、态度、行为情况至今不明，无法为下一步推进老年痴呆症社区早期预防与人群管理工作提供数据基础和政策依据。这也是我国当前老年痴呆症社区早期预防与人群管理政策制定较为滞后的原因之一。

科学、系统的基于个人健康行为理论的老年痴呆症相关知识-态度-行为量表是全面了解社区人群及处于老年痴呆症患病高危状态的老年人和轻度认知障碍等群体的重要工具。因此，编制系统而科学的老年痴呆症相关知识-态度-行为量表对于全面研究社区人群及处于老年痴呆症患病高危状态的轻度认知障碍群体的老年痴呆症相关知识、态度、行为现况至关重要，对于全面揭示我国社区人群的老年痴呆症相关知识、态度、行为情况，推进我国老年痴呆症社区早期预防与人群管理相关政策的制定进程有着重要作用。

第 2 章　健康行为理论

2.1　概　　述

在过去 20～30 年里，全球主导的、用来解释人们健康行为的理论可以划分成三类：①个人健康行为理论；②人际间健康行为理论；③社区健康行为理论。个人健康行为理论基于个体为自己健康负责的假设，强调个体参与；人际间健康行为理论和社区健康行为理论往往是基于宏观层面为个体健康负责的假设（Hollister et al.，2004）。

个人健康行为理论是最基本的理论，也是健康行为相关实践中运用得最多的理论。根据个人健康行为理论，可以解释和影响个人在维护和促进健康中的行为。个体经常是健康教育或者健康咨询的接受者和目标人群。个人健康行为是群体健康行为的最基本组成部分，基于改变个体健康行为的理论通常包含更广泛层面的群体、组织、社区甚至国家层面的健康行为。任何卫生政策或者管理措施如果想要取得相应的健康效果，就必须能够影响个体的健康行为。个人健康行为理论更侧重于个体的内在力量，包括知识、态度、行为、动机、自我效能等。

人际间健康行为理论假设个体的健康行为存在于并受社会环境的影响。周围人群的观点、想法、行为、建议、支持或者反对都会影响个体的想法和行为，同样个体的观点、想法、行为、建议、支持或者反对也会影响周围的其他人。这里的社会环境包括家庭成员、朋友、同事、社区医务人员等。社会环境由于可以影响个体的行为，也就会影响到个体的健康。

社区健康行为理论探讨了社会系统是如何作用和改变及如何发动社区成员的。这里的社区是更广泛意义上的社区概念，即有共同利益或共同特征的群体，如卫生机构、学校、工作单位、社会团体、政府机构都是广泛意义上的社区。

2.2　个人健康行为理论

个人健康行为理论有知信行（Knowledge，Attitude，Belief and Practice，

KABP/KAP）模式、健康信念模式（Health Belief Model，HBM）、阶段改变/跨理论模式（Stages of Change Model/ Transtheoretical Model）、消费者信息处理模式（Consumer Information Processing Model）、理性行动理论/计划行为理论（Theory of Reasoned Action/ Theory of Planned Behavior）、预防措施采用过程模型（Precaution Adoption Press Model）等。

2.2.1 知信行模式

认知（cognition）是指人们获取和利用信息的过程和活动。认知理论（cognitive theory）认为只有在人们感知信息，认同信息内容、产生行为意愿，并具备行为所需技能后行为才能得以体现。

知信行（Knowledge，Attitude，Belief and Practice，KABP/KAP）是知识、态度、行为的简称。知信行模式是认知理论在健康教育研究中的运用，是目前运用得最广泛、最成熟的理论之一。

知信行模式认为，卫生保健相关知识和信息是建立积极、正确的信念和态度，进而改变不良行为生活方式的基础。在促使人们采取健康行为、改变不良行为的实践中，只有全面掌握目标人群的知、信、行等相关信息，才能及时采取有针对性的措施消除或减弱不利影响，促进有利于健康的环境形成，进而实现改变行为的目的。知识、信念和态度是行为改变的动力和必要条件。只有当人们了解了健康相关知识，建立起积极、正确的信念和态度，才可能主动采取或形成有益于健康的行为，改变对健康不利的行为（田本淳，2005）。

2.2.2 健康信念模式

健康信念模式（Health Belief Model，HBM）是最早将行为科学理论运用到健康领域的模式之一，也是在健康行为研究中运用较广泛的模式之一。

这个模式最初是由19世纪50年代的一群心理学家引进健康领域用来解释人们为什么用/不用具有可及性的预防服务，如肺结核筛查中的胸片拍摄和流行性感冒中的免疫接种。研究者假设人们害怕疾病，人们之所以采取健康行为是基于对疾病威胁的感知和恐惧，以及看到通过自身努力将会得到非常有益于健康的结果（Rosenstock et al.，1988）。

健康信念模式是一个线性模式，共由四个部分组成，这四个部分代表了个体感知到的疾病威胁和采取健康行为后的收益：①感知个体患病可能性；②感知疾病的严重性；③采取健康行为后，可能获得的收益；④感知采取相应健康行为可能面临的困难。此外，还有引发个体采取健康行为的因素，如健康教育（纸质的、电子大众传媒或一对一的咨询等）。

1988 年以后，社会学习/认知理论（Social Learning Theory）中的自我效能概念被加入到健康信念模式中，即个体对自身成功克服困难、改变不良行为的能力有信心时，就会采取行动改变不良的生活方式。

2.2.3　阶段改变/跨理论模式

阶段改变/跨理论模式（Stages of Change Model/ Transtheoretical Model）最初由 Prochaska 在 1979 年发表。在 19 世纪 80 年代，Prochaska 和 DiClemente 在该模式的基础上精练出个体准备改变或尝试向健康行为改变的几个主要阶段。

阶段改变/跨理论模式从戒烟、吸毒及酒精成瘾研究中演变而来，最近常被用在其他健康行为中，如饮食改变。行为改变在这里只是被看做一个过程，它强调要根据某个人在行为转变的不同阶段有针对性的采取不同的策略和措施来促使行为转变（Prochaska，1979）。

该模式是一个循环模式，共分为 6 个阶段：①思考前阶段，即个体尚未意识到存在的问题或者还没有认真地思考要改变；②思考阶段，即个体开始认真思考在近期改变；③准备阶段，即个体开始计划采取行动及在改变行为前做最后的调整；④行动阶段，即个体实施一些详细的行动计划来修正行为和周围环境；⑤保持阶段，即个体继续实施计划并巩固成果；⑥终止阶段，即个体没有能力再阻止行为恢复到以前的行为状态。

2.2.4　消费者信息处理模式

消费者信息处理模式（Consumer Information Processing Model）由人类问题解决和信息处理研究发展而来。尽管这个模式比较新，但信息处理模式作为社会心理学的主要范式运用的时间并不短。这个模式并不是专门为健康相关行为发展而来，但在健康教育领域有很多用处。

信息是健康教育的必需工具，但是正如知识是行为改变的必要但不充分条件一样，信息对于知识而言，是必需的，但仅有信息是不够的。每个人的信息处理能力是有限的，即个体对信息的获取量、使用量和记忆量是有限的（Bettman，1977）。

通过对信息处理模式的理解，健康教育者可以通过分析人们为什么使用或者不使用健康信息，设计更有可能达到健康教育目的的信息干预策略。信息搜索是对信息的获取和评价过程。这一过程受个人在特定时间的动机、关注点和看法影响。

有一些基本的消费者信息处理模式的概念运用到健康教育领域。例如，在人们使用健康信息之前，健康信息必须可及、看起来比较新而且有用、适合加工或者以友好的形式出现。

选择最重要、最有用的交流方式（口头或纸质），交流地点，交流时间安排要便于干预对象最佳记忆非常必要。这些信息应该很容易获取，吸引对方注意力且清晰。

2.2.5 理性行动理论/计划行为理论

理性行动理论/计划行为理论（Theory of Planned Behavior/ Reasoned Action）基于假设多数社会相关行为是受意志控制的。此外，一个人想要/不要做的行为是那个行为即时决定的。理性行动理论/计划行为理论的目标不仅是预测人们的行为而且也是去理解人们的行为（Fishbein et al.，1975）。

根据理性行动理论/计划行为理论，个人想要采取的特定行为有两方面因素：①对行为的态度（正面的或负面的）；②社会环境（主观的规范）对行为的影响。态度由个人信念决定，即个人对采取行动后产生的结果的评估。社会或主观的规范由个人对规范信念决定，即什么是其他人认为重要的或者个人对其他人愿望的依从性。

在这个理论中，态度是信念的一个功能。如果一个人相信采取既定的行为能够产生整体的正面结果，那么他（她）就会有一个正面态度来采取那个行为；反之，亦然。这些信念是形成个人对行为的态度的基础，所以也被称为行为信念。

主观规范也是信念的一种功能。这是不同种类的信念，是相信个人或群体应该或不应该采取某种行为。如果个体相信大多数其他人认为应该采取某种行为，那么个体采取这种行为的社会压力将促使他（她）和其他人保持一致（去采取这种行为）。如果个体相信大多数其他人反对采取这种行为，那么他（她）面临的不采取这种行为的社会压力会增大，也会促使他（她）和其他人保持一致（不去采取这种行为）。这种基于个人主观规范的信念被称为规范信念。

2.2.6　预防措施采用过程模型

预防措施采用过程模型（Precaution Adoption Press Model）是一种相对较新的个人健康行为理论。尽管比较新，但越来越多地被运用到改变个体健康行为的社区干预实践中，如骨质疏松症的预防、结直肠癌的筛查、乙型肝炎免疫接种等。

预防措施采用过程模型将从缺乏自我健康意识到采用并维持一种健康预防行为过程的这一健康预防措施的过程分成七个阶段。第一阶段，是个体完全没有意识到健康风险。第二阶段，个体已经慢慢意识到自己的健康风险，但还没有采取健康行动。第三阶段，个体面临着一个是否采取健康行为的抉择。第四阶段，个体可能决定不采取健康行为。第五阶段，个体决定采取健康行为。第六阶段，采取并执行健康行为。第七阶段，维持健康行为阶段。

根据预防措施采用过程模型，个体的健康行为会按照这七个阶段依次改变，并且后面阶段不可能再返回前面的阶段。例如，一旦个体意识到自己所面临的健康风险的时候就不可能再返回原先完全没有意识到健康风险的阶段。

预防措施采用过程模型更加突出了个体对健康危险的无意识及在向健康行为改变过程中可能遭遇的阻力。它提示研究者在设计社区预防和人群管理干预方案时，必须将积极促进个体形成采取健康行为的决定作为重要环节。

2.3　人际间健康行为理论

人际间健康行为理论主要有社会学习/社会认知理论（Social Learning Theory/ Social Cognitive Theory）和社会网络/社会支持理论（Social Networks/Social Support Theories）(Israel et al.，1987；Cassel，1976)。

2.3.1　社会学习/社会认知理论

社会学习/社会认知理论（Social Learning Theory/ Social Cognitive Theory）

是人际间健康行为理论中用得最广泛的理论，它探讨了人们和他们所处的环境之间的互动及社会心理因素对健康行为的影响。

在社会学习/社会认知理论中，人类行为由三因素相互作用，即个体因素、行为和环境在相互决定和互为因果的过程中的持续影响。这是一种动态的关系，个体可以改变环境，环境也可以改变个体。

社会学习理论是 Rotter（1954）和 Bandura（1977）单独研究的结果。Bandura（1986）重新冠名为社会认知理论以强调认知方面。根据这个理论，强化有助于学习，但强化伴随着个体对行为决定行为的期望。

行为被看做是对结果具有价值可能性的主观期望。在社会学习/社会认知理论中，有几个构成可以帮助解释。根据社会学习/社会认知理论，强化可以通过三种路径实现：①直接强化，直接对参与者进行强化；②间接强化，即参与者通过观察别人的强化过程来实现强化，也称为社会模式或观察学习；③自我管理强化，包括保留参与者的行为记录，自我控制将伴随这一过程，因为它反映了个体可以控制并监督自己行为的想法。

在健康教育领域，还有其他的构成可以应用到学习情境中。行为能力是指个体是否掌握影响行为的必要的知识和技能。如果个体能够采取特定的行为，他（她）必须知道是什么行为及如何采取这种行为。因此，明确的指导或者训练是需要的。

另外一个构成就是期望，指人们思考的能力，在特定的情境下对特定结果的期望。期望值是人们对结果价值的期望。对结果的期望值越高，个体就越可能采取需要的行为以产出结果。

还有一个受到额外关注的构成，即自我效能，是一种决定个人努力去改变行为的重要的自我感觉。对自己成功采取某种特定行为的能力的自信在 1988 年被纳入到健康信念模式。这种内在的状态很特别。例如，一个人可能对有氧运动有着很高的自我效能，但是对尝试减少膳食脂肪含量的自我效能却很低。这种对自身能力的感觉被称为个体效能期望。即使人们有效能期望，但他们可能也不会尝试某些行为，因为他们相信行为（强化）无法对他们起效。这些信念被称为结果期望。

个体可能通过以下途径增加自我效能：①个体对任务的掌握；②观察别人的做法；③口头劝说，如接受别人的建议；④激发情感。在情感应对反应构成中，个体为了学习必须能够处理和行为有关的任何来源的焦虑。

2.3.2 社会网络/社会支持理论

多数健康教育者都意识到社会环境的重要性，并倡导改变社会生态环境以支持个人改变来取得更高的健康水平和生活质量。社会网络/社会支持理论（Social Networks/Social Support Theories）认为，在社区里，社区居民的长期行为改变依靠参与者的参与水平和感觉到的被服务的所有权。

社会网络可以是亲戚（家庭）或者非亲戚（工作团队、朋友或者邻居等经常有社会交往的人）。社会网络有特定的特征类型：①结构化，如规模（人数）和密度（成员间的熟悉程度）；②相互作用，包括互惠性（相互分享）、耐用性（保持关系的时间长度）、强度（成员间相互联系的频率）、分散性（成员间相互联系的简便）；③功能性，如提供社会支持、和社会人与资源的联系、社会身份的保留等。

社会支持是指给社会网络成员的不同类型的帮助。研究提示，有四种类型的支持行为：①情感支持，如倾听、信任和关心；②物质支持，如提供现实性帮助，人力、财力、时间等；③信息支持，如提供忠告、建议、指令等；④评价支持，如确认彼此并给予反馈。这些社会支持的给予和接受都通过社会网络完成。但并不是所有的社会网络联系都是支持性的。

2.4 社区健康行为理论

社区健康行为理论主要有社区组织（Community Organization）、创新传播理论（Diffusion of Innovations Theory）、组织改变理论（Organizational Change Theories）等。

2.4.1 社区组织理论

社区组织是指个人、群体和组织参与计划来影响社会问题的干预方法，被看做是丰富、发展和改变社会状况的一致性建筑艺术。社区组织植根于很多理论框架：生态理论、社会系统理论、社会网络/社会支持理论（Rothman et al., 1987）。

社区组织可以分成三种不同模式：①地区发展；②社会规划；③社会行动。

地区发展模式是过程导向模式，社区改变通过广泛的社区成员的参与，这些社区成员都是尝试确认和解决他们健康问题的人。它强调一致同意、合作、建立群组身份和一种社区归属感。外来实施干预者帮助协调这些努力并使得社区成功解决他们所关注的问题。

社会规划强调解决社区问题的技术层面。它更趋向于任务导向。规划专家运用自己的技术能力来指导复杂的改变过程。社会规划与政策的设计与实施是这个模式的核心，建设社区能力以解决自身问题、鼓励激进或者基础的社会改变不是这个模式的核心。

社会行动模式同时是任务和过程导向的。这个模式用于增加社区解决问题的能力，并取得切实改变经反对团体确认的社会不公正。尝试重新分配权力、资源或者社区决策，或改变正式组织的基本政策。多用于国民权力运动、劳工联合组织、妇女解放等。在实际运用中，这三个模式经常重叠。

2.4.2 创新传播理论

创新传播理论（Diffusion of Innovation Theory）用来解释新想法、产品和社会实践在社会内或者社会间的传播。

传播可以被看做是一种有关新想法的信息交流的特殊类型。如果健康教育被看做一场创新，这一理论可以描述目标人群采用该项目的模式（Rogers et al, 1971）。

2.4.3 组织改变理论

组织改变理论（Organizational Change Theories）认为组织是复杂和分层的社会系统，改变可能受任一层次影响。健康教育策略在社会各个层次都长时间实施最有可能得到期待中的结果。社会学、生态学是指研究人群的自然环境、空间组织分布和文化特征。既然组织可能被生态中任一层次影响，那么没有单一的理论可以解释组织如何和为什么改变（Zaltman et al.，1973）。

在组织行为中，阶段理论（Stage Theory）和组织发展理论（Organizational Development）在公共卫生领域颇具运用前景。阶段理论帮助解释组织如何计划和实施新目标、项目、技术和想法。人际关系和工作时的生活质量经常是组织发展理论的目标。

2.4.4　交流理论

交流理论（Communication Theory）探讨了“谁说了什么，怎么说的，对谁说的，有什么效果”等问题。它研究和揭示了信息是如何创造、传播、接收和被听众吸收消化的。用来解决公共卫生领域问题时，交流理论的核心问题是“如何使交流过程能够促进行为改变？”

运用到公共卫生领域的交流理论代表了一种生态理念和多层次的策略，如个人层面的个性化信息、群体层面的目标明确化信息、社区层面的社会标准信息、政策层面的媒体宣传及全人口层面的大众媒体活动。这种公共卫生交流可以增加人们对卫生问题的知识和关注度，意识到问题的严重性，进而影响人们的想法和态度，促使人们采取行动，实践健康行为和学习相关技能，增加对相关社会服务的支持，揭穿一些错误的及迷信的看法，并强化组织性。

值得注意的是，如果没有社会心理和物质环境上的支持，仅靠公共卫生交流是不足以促进和保持个人层面的健康行为改变的，不仅如此，较复杂的健康信息也可能得不到有效的传播。同样，公共卫生交流也不能补偿卫生服务可及性不足和卫生环境差带来的健康损失。

第3章　慢性病管理理论

3.1　概　　述

慢性病，即慢性非传染性疾病（noncommunicable diseases，NCDs），是对一类病因复杂、起病隐匿、病程长且病情迁延不愈等疾病的概括性总称。慢性病病情不可逆转、病程长且迁延不愈的特征导致慢性病临床治疗效果不佳，医疗费用高昂，极大地增加了社会和家庭的经济负担，是导致因病致贫、因病返贫现象的重要原因。老年痴呆症是一种典型的慢性病。目前，老年痴呆症病因学还不是很清楚，尚无有效的临床治疗方法。和大多数慢性病一样，老年痴呆症是多种因素综合作用的结果，同时老年痴呆症起病隐匿、病情不可逆转、病程长且迁延不愈、预后差、常伴有严重并发症、致残致死率高。

慢性病可能发生在人体的消化系统、免疫系统、呼吸系统、神经系统、循环系统、内分泌系统、泌尿生殖系统、骨骼系统等。一旦发病，随着病程的演进，通常会累及人体的多个器官。以糖尿病为例，患者肾衰竭发生率比非糖尿病患者高17倍（中国疾病预防控制中心，2006）。2001年对我国30个省市大医院住院的糖尿病患者调查发现，73%的糖尿病患者有一种以上的并发症，其中60%会合并高血压及心脑血管病变，30%以上合并糖尿病肾病，30%以上合并眼病（中国疾病预防控制中心，2006）。

随着慢性病病程的进展，慢性病可能会进一步造成脑、心、肾等重要脏器的损害，易造成伤残，影响劳动能力和生活质量，对人体健康危害极大。慢性病发展到疾病后期，患者往往会丧失独立生活能力，需要长期照料。例如，老年痴呆症，随着老年痴呆症病情的进展，患者开始出现认知功能下降、精神症状和行为障碍，其日常生活能力的逐渐下降。在老年痴呆症的中后期，患者的记忆力严重受损，视空间能力下降，出现各种神经症状，并逐步开始完全依赖照护者，日常生活完全不能自理，出现大小便失禁、长期卧床等。这期间一般会延续10～20年，不仅对患者健康危害极大，也带来了巨大的社会、家庭负担。

目前，慢性病已经成为全球致死、致残的首因，引起全球 60%的死亡和 43%的疾病负担；到 2020 年，慢性病将引起全球 73%的死亡和 60%的疾病负担。其中，79%的慢性病死亡发生在发展中国家（World Health Organization，2002）。在我国，慢性病已经成为城乡居民的首要死因（城市和农村慢性病死亡的比例高达 85.3%和 79.5%），由慢性病引起的失能调整生命年（disability adjusted life years，DALYs）损失已达 70%（李立明，2011；Liang et al.，2011；Yang et al.，2008）。

人口的老龄化是导致慢性病患病率持续上升的主要原因。例如，位于我国首位死因的脑血管病在 55 岁以后，每增高 10 岁，发病危险性增加 1 倍（中国疾病预防控制中心，2006）。老年人群是慢性病的高危人群。我国居民慢性病总患病率为 20.0%（患病总人数为 2.6 亿），其中，老年居民（65 岁及以上）的慢性病患病率最高，达 64.5%（中华人民共和国卫生部，2009）。2014 年年底，我国 65 岁及以上老年人口达到 1.38 亿，占总人口的 10.1%（中华人民共和国国家统计局，2015），并以每年 0.54%的速度递增，到 2050 年将增至 4.5 亿左右（约占总人口的 1/3）（杜鹏，2011）。随着我国人口快速老龄化，近年来我国居民的慢性病患病率急剧上升，老年痴呆症患者数量大量增加。

3.2 慢性病管理理论的形成

3.2.1 慢性病管理的兴起

慢性病一旦发病，临床治疗成本效益低下。绝大多数慢性病病程较长且进展缓慢，病情不可逆，患者迁延不愈，往往需要长达数年甚至数十年的治疗，费用昂贵，健康效果低下。因此，早期预防和规范治疗是慢性病防治的关键。

慢性病管理是一种积极有效的慢性病患者管理手段。实践证实，慢性病管理可以有效改善慢性病患者健康状况、提高患者的生命质量、降低医疗费用（Kemp，2011；Lemmens et al.，2009；Len，2011；Meyer et al.，2008；Steurer-Stey et al.，2010）。为了应对全球慢性病挑战及促进慢性病管理的广泛实施，2002 年 WHO 提出卫生服务系统应建立涵盖预防和疾病管理的一体化创新性慢性病管理框架（Innovative Care for Chronic Conditions，ICCC）。

慢性病管理在改善慢性病患者健康状况、降低医疗费用等方面所取得的卓越成效，引起了同样受慢性病高患病率及其高额医疗费用困扰多年的各国社会医疗保障制度的关注。欧洲在社会医疗保障制度的慢性病管理探索方面走在世界前列，尤其是德国、法国等。2002 年，德国开始引入慢性病管理，并积极改革与慢性病管理不相适应的医疗保险相关政策，从疾病预防观念、组织体系和经费上保证慢性病管理的落实，并开始逐步实行量化管理（Ellen et al.，2008；Busse，2004）。2004 年，法国社会医疗保险改革法案增加了慢性病管理相关内容，包括提高慢性病防治质量、实时监测患者信息，促进主要慢性病的相关全科医生及专科医生的继续教育，减少不必要的检查和治疗，强化全科医生在卫生服务体系中的作用、制定并细化慢性病费用减免比例等。法国的慢性病服务流程（Affections de Longue Durée，ALD），即慢性病管理计划现在是法国社会医疗保险制度的重要特征之一。

3.2.2 慢性病护理模型

慢性病管理（chronic disease management，CDM）从 20 世纪 60 年代开始在率先进入老龄化社会的欧洲起源并发展。20 世纪 90 年代，美国 MacColl 卫生服务创新研究所基于全球各国慢性病管理研究成果提出基于卫生服务系统的慢性病护理模型（Chronic Care Model，CCM）（图 3-1）。该模型认为卫生服务系统实现高质量慢性病管理的要素是社区、卫生服务系统、患者自我管理支持、转诊系统设计、决策支持和临床信息系统，这些要素的紧密合作将有效改善医患关系和健康结果（Dancer et al.，2010；Steurer-Stey et al.，2010；Coleman et al.，2009）。

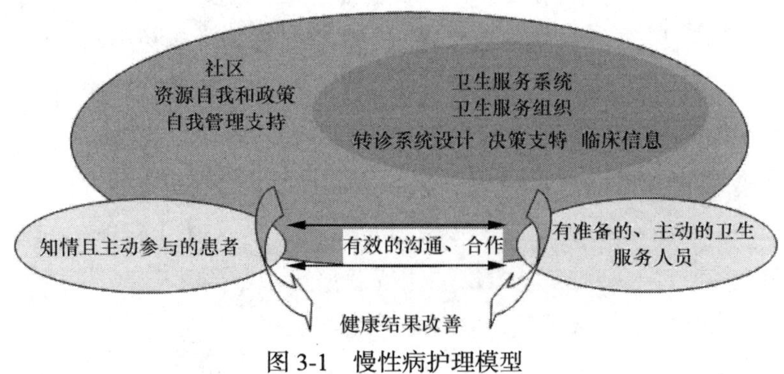

图 3-1 慢性病护理模型

CCM 只是一个理论框架，在实践操作层面上，CCM 要素的具体形式可能在国家/地区间存在不同，例如，有的国家/地区在提供患者自我管理支持时会将患者转诊到医院或社区护理教育工作者那里，而有些地区则通过将办公室工作人员培训成健康咨询员的形式。迄今为止，该模型在美国、法国、澳大利亚等西方发达国家得以广泛实践，并取得了良好的健康效果。

CCM 以卫生服务系统为主导，通过卫生服务组织将卫生服务提供行为转变成符合 CCM 的做法来提高患者的治疗效果和健康状况。但是，在 CCM 建议的卫生服务项目及其提供模式中，绝大多数都不在第三方付费者（如社会医疗保障机构、商业医疗保险公司等）的支付范围内或者支付比例过低。

美国的 CCM 实践提示，提高第三方付费者对 CCM 的支付水平对于 CCM 的推广非常重要。目前，美国的北卡罗来纳州、明尼苏达州和宾夕法尼亚州已经试行对 CCM 更有利的支付策略（Coleman et al.，2009）。

3.2.3　WHO 创新性慢性病管理框架

慢性病在全球迅猛增长，不分区域和社会阶层。目前，慢性病成为发达国家的主要疾病负担，而发展中国家的慢性病发展也预示着一个类似的令人关注的趋势。2002 年，WHO 基于 CCM 提出了创新性慢性病管理框架（Innovative Care for Chronic Conditions，ICCC）。

该框架强调部门合作，倡导建立包括患者和社区在内的多边合作关系，使之成为改良卫生服务系统的基石，从而将诊断治疗为主的慢性病防治模式转变成涵盖预防和疾病管理的一体化管理模式，使卫生服务系统能更有效率地应对长期健康问题，并使患者及其家庭成为慢性病防治的积极参与者，从而有效地预防和管理慢性病（Epping-Jordan et al.，2004）。

ICCC 将复杂的卫生服务提供过程分为三个层面。微观、中观和宏观层面分别指患者互动层面、卫生服务体系和社区层面、政策层面（图 3-2）。这三个层面的每一层与另外两个层面相互作用并产生积极影响。例如，患者向卫生服务组织做出反应，而卫生服务组织和社区则反过来影响患者对政策的反应。这一反馈持续不断。当微观、中观和宏观层面本身能顺利运转、三者之间能有效合作时，卫生服务的健康产出将富有成效，患者获得更好的健康。当三个层面内部或之间不能有效运转或合作时则会导致浪费和无效。

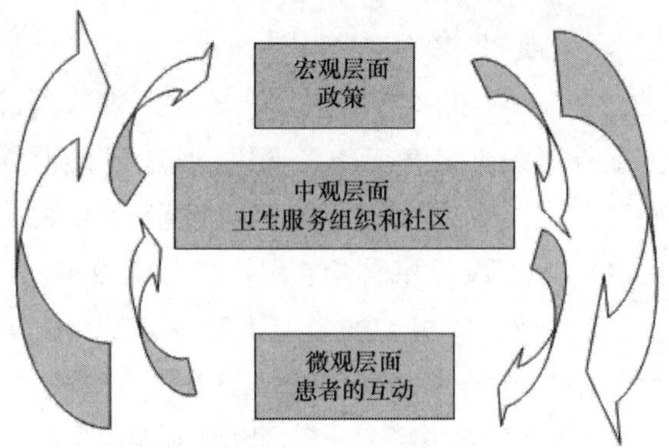

图 3-2　WHO 创新性慢性病管理框架

ICCC 提出了开展慢性病管理的卫生服务提供结构。它认可更广泛的政策环境，包括患者及其家庭、卫生服务组织、社区。政策环境促成相关立法、领导作用、政策一体化、伙伴关系、筹资及卫生人力资源配置，使社区和卫生服务组织能够协助慢性病患者及其家庭。

ICCC 以人群、慢性病预防和高质量卫生服务为重点，以涵盖预防和疾病管理的一体化管理为核心，强调卫生服务系统需要能适应不断变化的形势、新的信息及未预见的情况，并能成为不断演化和调整的“学习系统”，对不断变化的卫生服务需求做出灵活的反应。

ICCC 认为患者及其家庭是卫生服务系统中最易被低估的财富，他们和社区伙伴、卫生服务组织共同组成了 ICCC 的核心三要素。只有当患者及其家庭、社区伙伴及卫生服务组织都知情、积极主动、有准备并共同努力时，才能取得积极的慢性病防治效果。在此过程中，这三个要素受到规模较大的卫生服务组织及范围更大社区的影响和支持，而政策环境也受到这两者的影响并对之产生影响（图 3-3）。

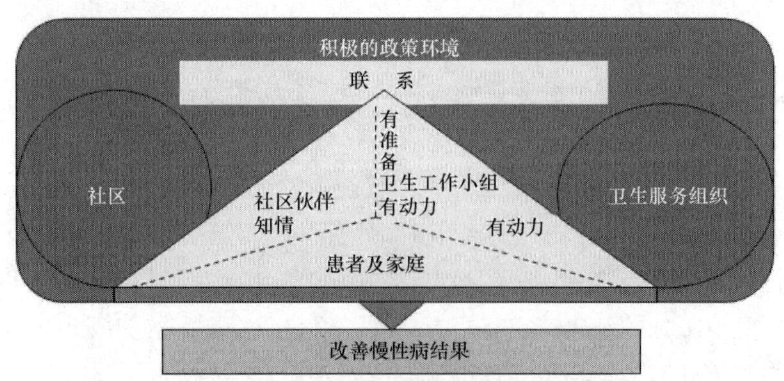

图 3-3　WHO 创新性慢性病管理框架运作原理

ICCC 同样是一个理论框架，在实践操作层面上，可以依据不同地区（如可用的资源、卫生服务需求）做相应调整，从而便于各国制定出适于国情的慢性病管理模式，以达到可能的最佳健康效果（Liaw et al.，2011）。来自非洲、亚洲等发展中国家的前瞻性研究也表明，基于该框架的慢性病管理模式可以有效改善慢性病患者健康状况，提高其生命质量（Kemp，2011；Lemmens et al.，2009；Len，2011；Meyer et al.，2008；Steurer-Stey et al.，2010）。

但是，卫生服务系统在慢性病管理实践中，存在着明显的改革障碍，如卫生服务系统尚未能创造一个和患者进行最佳交流和伙伴关系的环境，不能有效促进患者自我管理和遵从医嘱的能力，对慢性病患者尚未建立长期管理规划、对高危人群尚无具有前瞻性的预防性服务提供，这都使得卫生服务提供效率低下、卫生费用持续快速增长，人群健康状况未得到明显改善。

长期以来，卫生服务系统的疾病防治模式停留在急性病和传染病为主的时代，这种模式在急性病和传染病流行的时代取得了显著成就，已经深入患者、卫生服务提供者、各机构和政府心中。相对于急性病和传染病患者，慢性病患者的需求不同，他们需要更广泛的支持来预防和管理慢性病，而不仅仅是生物医学干预措施。

第 4 章　基于多部门合作的慢性病管理理论

4.1 概　　述

在慢性病管理的人群实验中，CCM 和 ICCC 等慢性病管理理论都有不俗的表现。但是，CCM 和 ICCC 一样，认为慢性病管理需要一种不同以往的卫生服务系统，并以卫生服务系统变革为核心，希望通过卫生服务系统自身的努力来创新和变革疾病防治模式。此外，和 CCM 一样，ICCC 建议的卫生服务项目及其提供模式中，绝大多数都不在第三方付费者的支付范围内或者支付比例过低。这也是当前 ICCC 深入发展面临的瓶颈问题。

人口老龄化背景下，慢性病是全球卫生服务系统和社会医疗保障制度等多部门必须共同应对的挑战。慢性病带来的巨大挑战需要卫生服务系统、社会医疗保障制度等多部门的有效合作。从全球和我国卫生服务系统的慢性病管理所遭遇的现实困境和社会医疗保障机构已客观上成为卫生服务系统的第三方付费者主体看，社会医疗保障制度都应该成为慢性病管理理论框架中不可或缺的核心组成要素之一。

现有的慢性病管理理论框架，无论是 CCM 还是 ICCC，均建立在以卫生服务系统为主导的基础上，都面临着资金短缺、第三方支付不足等发展瓶颈问题。显然，寻找能持续性提供资金支持的第三方付费者也是当前慢性病管理继续深入发展的关键所在。本章将介绍基于多部门合作的慢性病管理相关实践和理论。

4.2 社会医疗保障制度慢性病管理实践

近些年来，慢性病引起的高额医疗费用时刻威胁着各国（特别是已步入老龄化社会的国家）社会医疗保障资金的安全和使用效率，这也促使社会医疗保障机构产生参与慢性病管理的动力。欧洲在社会医疗保障制度的慢性病管理探索方面走在世界前列。

2004 年，法国社会医疗保险改革法案增加了慢性病管理相关内容（Ellen et al.，2008），德国社会医疗保险制度于 2002 年开始引入慢性病管理（Busse，2004）。英国国家卫生服务（National Health Services，NHS）计划提出了慢性病管理信息纲要（NHS Chronic Disease Management "Compendium of Information"），并开始进一步谨慎评估小范围人群的慢性病管理实践。除国家卫生服务计划外，很多英国的政府和科研机构都在致力于研究适合英国国情的基于社会医疗保障制度的慢性病管理模式（Gravelle et al.，2007）。

4.3　基于多部门合作的慢性病管理理论

4.3.1　慢性病管理理论的缺陷

多部门合作是实现慢性病管理健康效果的最终途径。慢性病管理作为一种综合性的疾病管理措施，只有社会医疗保障机构、卫生服务组织、社区、人群、家庭、个人等各个要素协调合作，其健康效果才会优于单个措施。有研究明确指出，欧洲社会医疗保障制度和 ICCC 中其他要素（特别是卫生服务系统）的合作不够协调可能是降低了欧洲慢性病管理的整体健康效果的原因之一（Singh，2008）。究其原因，ICCC 以卫生服务系统为主导，侧重于通过卫生服务组织的内部变革力量来推动框架内各层面的有效合作，客观上淡化或忽视了社会医疗保障制度在慢性病管理中的第三方付费者和疾病管理的角色，降低了社会医疗保障机构和卫生服务组织有效合作的重要性。

作为卫生服务系统的主要支付者，社会医疗保障制度始终关注着卫生服务系统改革，并已经成为推动卫生服务系统改革的重要力量。它通过变革支付方式和支付内容向基层卫生服务提供者传达积极而准确的卫生改革信息，引导他们转变疾病防治模式、改变服务方式和内容。例如，社会医疗保障制度可以通过对卫生服务系统提供的慢性病预防性服务和规范管理进行合理补偿，推动基层卫生服务提供者转变疾病防治模式，间接帮助卫生服务系统改良卫生服务提供结构，从而积极应对慢性病。

由于长期游离在慢性病管理理论框架之外，社会医疗保障制度介入慢性病管理在理论上缺乏强有力的支撑，这严重阻碍社会医疗保障制度和慢性病管理其他要素（特别是卫生服务系统）在慢性病管理领域的有效合作，降低了社会医疗保障制度在慢性病管理领域的参与积极性。

从全球卫生服务系统主导的慢性病管理实践遭遇的困境和社会医疗保障制度已成为各国卫生服务主要第三方付费者的事实出发，社会医疗保障制度都应该成为慢性病管理理论框架中的核心组成要素。尽管有少数国家的社会医疗保障机构开始谨慎将慢性病管理计划纳入其支付范围，但仅作为慢性病管理理论框架外的"经济刺激"，无法体现社会医疗保障机构在慢性病管理中应有的重要地位，抑制了社会医疗保障机构发挥其在慢性病管理中应有的作用。

4.3.2 基于多部门合作的慢性病管理理论的构建

在绝大多数国家，社会医疗保障制度都被当做改善健康公平性、提高社会成员健康水平的重要途径和手段。社会医疗保障制度通常覆盖全民，具有强制性。实际上，社会医疗保障机构是全球应对慢性病挑战不可或缺的重要部门，它理应成为慢性病管理的要素部门之一。

实际上，德国、法国等欧洲国家的社会医疗保障机构已经开始参与到慢性病管理的实践中。在广泛而深入的研究基础上，笔者在前期相关研究中已提出一种新型的慢性病管理理论框架——基于多部门合作的慢性病管理理论框架（代宝珍等，2013）。

该理论框架将复杂的卫生服务提供过程分为三个层面：微观层面、中观层面和宏观层面（图 4-1）。该理论框架中，社会医疗保障机构是中观层面的重要组成部分之一，并通过和卫生服务系统的相互作用而共同产生对社区层面的积极影响。例如，通过将基层卫生服务提供者的支付方式和支付内容向慢性病预防、监测和规范管理延伸等措施来促使卫生服务提供者转变慢性病防治观念和行为，从而积极影响社区人群，进而促使患者向卫生服务组织做出积极的互动反应、主动参与慢性病防治。

该理论框架通过在中观层面形成对慢性病管理的统一认识来积极影响微观层面的患者，并与宏观层面的政策积极响应。这一积极的响应过程在三个层面间产生持续不断的反馈，将全面激发卫生服务系统内部不断产生创新性变革力量，最终实现卓有成效的健康产出，人群健康状况得以全面改善。

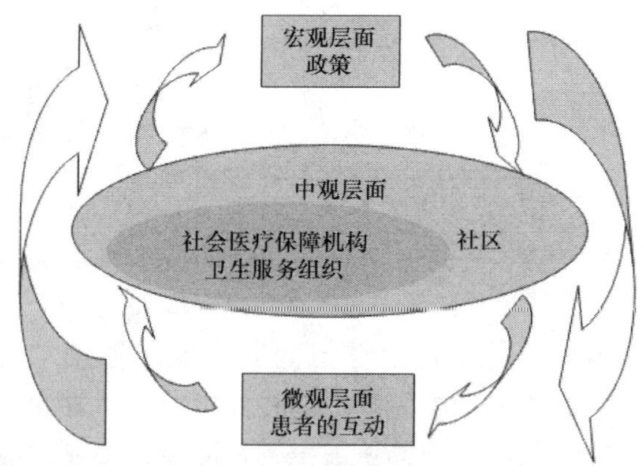

图 4-1　基于多部门合作的慢性病管理理论框架

该框架第一次在理论上明确了社会医疗保障制度在慢性病管理中观层面上的重要地位和作用，突出了社会医疗保障制度和卫生服务系统的相互作用和影响。社会医疗保障机构在中观层面将充分发挥第三方支付功能，涵盖慢性病发生、发展的整个病程，其受益人群将从患者延伸到健康人群、高危人群等全体参保人群。

社会医疗保障机构的加入将催化卫生服务系统加速改良，支付制度改革将引导卫生服务系统朝向涵盖预防和疾病管理的一体化疾病管理模式前行，最终使其能更有效率地应对长期健康问题，并使患者及其家庭成为慢性病防治的积极参与者，从而有效地预防和管理慢性病。

与 ICCC 相同的是，该框架认可更广泛的政策环境，并以人群、慢性病预防和高质量卫生服务为重点，以涵盖预防和疾病管理的一体化管理为核心。不同的是，该框架强调不仅卫生服务系统，社会医疗保障制度也应对不断变化的卫生服务需求做出灵活的反应，并向卫生服务系统传达明确的信息，促其成为不断演化和调整的“学习系统”，从而应对长期健康问题（图 4-2）。

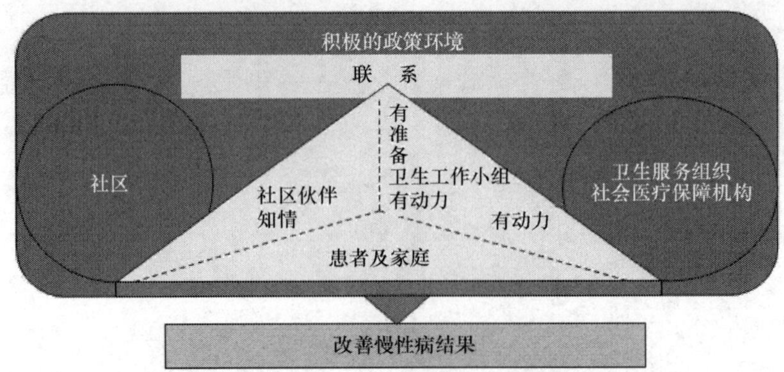

图 4-2　基于多部门合作的慢性病管理理论框架运作原理

该框架强调社会医疗保障制度在卫生服务系统建立涵盖预防和疾病管理的一体化慢性病管理模式中的引导者、管理者和监督者角色，通过改革支付制度使其成为“看不见的手”，推动慢性病管理的深入发展。

第 5 章　基于多部门合作的慢性病管理实践

5.1　概　　述

鉴于慢性病管理在改善患者健康状况、降低医疗费用等方面取得的显著性成效，率先进入老龄化社会、备受慢性病困扰的欧洲国家相继开展基于多部门的慢性病管理实践。

2002 年，德国卫生系统最高决策主体——联邦联合委员会正式将慢性病管理计划（Disease Management Programmes，DMPs）纳入社会医疗保障制度。德国慢性病管理计划的推行有效地降低了慢性病发病率、减少了并发症与合并症的发生。

2004 年，法国改革了《医疗保险改革法案》的慢性病管理相关内容，提出了慢性病服务流程（Affections de Longue Durée，ALD）。慢性病服务流程现已成为法国社会医疗保障制度的主要特征之一。

2004 年，英国国家卫生服务（National Health Service，NHS）计划依据《国家卫生服务发展计规划》和《质量结果框架》将慢性病管理纳入英国国家卫生服务计划的购买范围。

同时，部分北欧国家（如丹麦）也在积极试行基于多部门合作的慢性病管理方案。

5.2　德国基于多部门合作的慢性病管理计划

5.2.1　德国社会医疗保障制度和卫生服务系统概述

德国是全球第一个立法推行社会医疗保障制度的国家。1889 年德国颁布《疾病保险法》，要求收入低于一定数额的雇员必须参加社会医疗保险。参保费用以雇员以工资为基数，由雇主和雇员按不同的缴费率共同承担。近年来社会医疗保险的覆盖率均高于 90%，高收入及特殊职业人群（如公务员）通常选择参加私人医疗保险以享受更高的医疗保障待遇，目前仅约 1%的德国公民没有任何医疗保险计划（Nolte et al.，2008）。

德国社会医疗保险对门诊与住院服务有严格的区分，门诊服务通常由小型私人卫生服务机构——家庭医生诊所提供，公立与私立医院负责提供住院与少量门诊服务。

就门诊服务费用而言，德国社会医疗保险机构每年与 17 个地方医师协会通过签订服务协议确定社会医疗保险基金的支付范围与偿付比例，同时通过总额预付的方式对地方医师协会进行门诊服务费用偿付，参保患者仅需承担少量自付费用与每季度 10 欧元的首诊费用。

尽管 2002 年社会医疗保险就已经正式引入了分级诊疗制度，然而由于卫生服务系统奉行地区自治原则，"守门人制度"并未在全国范围强制推行。在实施守门人制度的地区，参保患者必须与其所在区域内一位家庭医生签约，社会医疗保险基金仅对家庭医生许可的转诊住院服务通过按服务项目付费的方式进行偿付；未实施守门人制度的地区参保患者拥有自主选择家庭医生的权利，社会医疗保险基金对于患者越级使用住院服务产生的医疗费用同样给予补偿。

除社会医疗保险以外，私人医疗保险对参保人的门诊与住院服务费用通常采用后付制进行偿付，患者在接受卫生服务后凭相关付费凭证与私人医疗保险机构按服务项目进行结算。

5.2.2 德国基于多部门合作的慢性病管理计划

早在德国政府推行慢性病管理计划之前，德国部分地区就已率先开展了慢性病管理探索，但由于缺乏相关法律、法规、政策、资金等支持，并未取得预期的慢性病管理效果。

2001 年，德国卫生系统发展评估咨询委员会指出，德国卫生服务系统因忽视疾病预防与健康促进而导致慢性病防治工作被动，建议采用临床循证指南、结构化疾病管理服务及患者自我管理等措施转变慢性病防治模式，提高慢性病患者健康水平、减少卫生费用支出。

2002 年，德国政府正式立法将慢性病管理计划（Disease Management Plans，DMPs）纳入社会医疗保障制度，《国家社会保障法典医疗保险分册》对 DMPs

在法律框架内进行设定，并将 DMPs 定义为：由私人卫生服务提供者（家庭医生）提供的、以最新临床循证依据为指导的、具有协同性的慢性病管理服务。同时,《国家社会保障法典医疗保险分册》要求德国卫生服务系统最高决策主体——联邦联合委员会将 DMPs 纳入社会医疗保险基金支付范围,并赋予其最终确定 DMPs 病种种类、制定各病种临床循证指南的最高管理权。

德国联邦联合委员会确定的 DMPs 慢性病病种必须同时符合以下 6 个条件：①患病率高；②疾病治疗费用高；③现有疾病管理措施能有效提高患者健康水平；④能建立科学的临床循证指南；⑤管理服务开展需多部门合作；⑥自我管理对健康结果影响较大。根据上述 6 个条件，2003 年起，德国联邦联合委员会先后将乳腺癌、1 型和 2 型糖尿病、冠状动脉粥样硬化性心脏病(简称“冠心病”)、哮喘和慢性阻塞性肺疾病共 6 种慢性病纳入 DMPs，并在每一种疾病的临床循证指南中要求卫生服务提供者对患者提供疾病诊疗，管理计划制定，临床（药物治疗、康复服务）与非临床（健康教育、心理支持等）干预等慢性病管理服务（Bundesministerium für Gesundheit，2006）。

同时,德国联邦联合委员会对这6种疾病分别设立了量化的结果评价指标，如冠心病管理评价指标有死亡率、心力衰竭与心绞痛发生频率及患者生理功能相关指标等。

德国的卫生系统奉行地方自治的原则,《国家社会保障法典医疗保险分册》中针对 DMPs 设定的指导性法律框架并不具备地方强制性,各地社会医疗保险机构可根据当地慢性病实际情况与地方医师协会协商最终确定 DMPs 涵盖的病种种类及相关慢性病管理的服务项目。

截至 2012 年年初，德国已有 250 个地方社会医疗保险机构向 14 000 项 DMPs 服务进行了偿付，其中 1 型糖尿病 1952 项、2 型糖尿病 3325 项、乳腺癌 2846 项、冠心病 3016 项（Bundesversicherungsamt，2008）。

DMPs 实施后，大量家庭医生加入该计划。如提供 2 型糖尿病和冠心病管理服务的家庭医生数分别占到家庭医生总数的 60.0%和 75.0%（Nordrheinische Gemeinsame Einrichtung Disease-Management-Programme GbR，2006）。同时，DMPs 的注册患者人数也迅猛增长。2004 年 10 月～2005 年 11 月，DMPs 注册患者由 100 万人快速增长至约 200 万人，其中 65%～70%患有 2 型糖尿病。

截至 2012 年 6 月，德国 DMPs 注册患者约为 702.9 万人次，其中 2 型糖尿病 DMPs 注册患者占注册总人数的 56.6%，1 型糖尿病、冠心病、哮喘、慢性阻塞性肺疾病和乳腺癌患者占注册总人数的比例分别为 1.6%、25.0%、9.2%、

9.7%和 1.3%（Bundesministerium der Justiz，2008）。

1. 德国慢性病管理计划的服务提供者

DMPs 主要由家庭医生、专科医院及综合医院医生提供，德国联邦联合委员会已明确设定了各机构在 DMPs 中的职责（表 5-1）。

表 5-1 德国慢性病管理计划服务提供者的职责

卫生服务提供者类型	职责
家庭医生诊所	向患者提供注册、咨询及指导服务
	与患者就治疗目标达成共识
	患者健康教育
	协调安排治疗项目
	遵循临床循证指南开展慢性病管理相关服务
	完成 DMPs 协议中涉及的质量目标
	完成疾病管理文件记录工作
	向专科医疗机构或心理医生转诊
	必要时向综合医院转诊
专科医院	并发症及合并症治疗
	年度健康体检
	计划妊娠
综合医院	急诊服务

注册患者加入 DMPs 前必须选择一位参与 DMPs 的初级保健医生（通常是患者的家庭医生），作为慢性病管理协调医师。协调医师负责确诊患者的慢性病，根据风险结构补偿计划管理条例将符合条件的慢性病患者纳入 DMPs，并为其制定慢性病管理计划。如果患者家庭医生未参加 DMPs，患者必须另外选择一位参与 DMPs 的医生作为协调医师。

协调医师主要负责慢性病患者注册与咨询、就治疗目标与慢性病注册患者达成共识、对患者进行健康教育、协调安排治疗项目、遵循临床循证指南开展慢性病管理相关服务并完成 DMPs 协议中涉及的质量目标及疾病管理文件记录工作等。必要时，协调医师将接受慢性病管理的注册患者向专科医院或综合医院进行转诊。

一般来说，专科医院主要负责慢性病并发症及合并症治疗、年度健康体检及计划妊娠等，综合医院主要负责注册患者的急诊服务。

2. 德国慢性病管理计划的经济补偿方案

风险结构补偿计划（Risk Structure Compensation Scheme，RSA）是德国社会医疗保险制度于20世纪90年代开始实施的一种用于平衡不同收入参保人员社会医疗保险基金贡献率和卫生费用支出水平差异的医疗保险基金分配手段。2002年，为保证对DMPs提供持续稳定的资金支持，德国联邦联合委员会决定通过风险结构补偿计划对家庭医生提供的DMPs服务进行支付（DMPs中涉及的专科诊疗服务仍旧由社会医疗保险基金支付）。

地方社会医疗保险机构每年与当地医师协会和医院协会就DMPs签订协议，并通过按人头付费与按服务项目付费相结合的方式对慢性病管理相关费用进行支付。风险结构补偿计划主要负责支付家庭医生提供的DMPs服务，风险结构补偿计划通过按人头付费的方式支付给地方医师协会，地方医师协会则根据辖区内家庭医生的注册患者数支付家庭医生的DMPs服务。此外，由专科医院和综合医院提供的慢性病专科诊疗服务不通过风险结构补偿计划而是由社会医疗保险基金按服务项目付费的方式支付。

2012年，风险结构补偿计划共支付9.2亿欧元的DMPs服务费用，其中对家庭医生提供的DMPs患者注册、健康教育、质量管理这三项服务项目的偿付标准分别为80欧元/（人·年）、40欧元/（人·年）和33欧元/（人·年）（Lente，2012）。为使更多的慢性病患者加入DMPs，部分地区的社会医疗保险机构会对DMPs注册患者提供一定优惠措施，如DMPs注册患者可以免除每季度10欧元的门诊费或者降低药费的共付率等。

地方卫生服务提供者按照自愿的原则选择是否加入DMPs，愿意加入的家庭医生或医院向当地社会医疗保险机构提交申请、接受专业资质审核，审核通过后即可提供慢性病管理相关服务。此后每3年风险结构补偿计划将对慢性病管理的服务提供者进行专业资质复核，抽查前3年慢性病患者的治疗记录以检查慢性病管理的服务提供行为与临床循证指南的契合程度，长期违反临床循证指南者将会受到警告甚至被剥夺继续参与DMPs的资格。

此外，风险结构补偿计划对于联邦联合委员会制定的慢性病管理相关制度拥有最终审核权，只有经风险结构补偿计划审核并发布的DMPs相关制度才具有法律效力；风险结构补偿计划还有权对DMPs实施过程中的部门合作关系进行界定，部门合作关系一经确定将会在全国范围内统一实施。

3. 德国慢性病管理计划的质量管理

为了保证慢性病管理的质量,《国家社会保障法典医疗保险分册》在 DMPs 管理框架中要求：地方社会医疗保险机构在 DMPs 服务协议中必须明确服务提供者准入条件及慢性病管理的服务质量目标。

参与 DMPs 的卫生服务提供者必须满足：①家庭医生必须能提供协议规定的服务数量（如糖尿病患者康复锻炼参与次数等）和具有相应卫生设备与器材（如复健器械数量等）；②签约医院必须成立 DMPs 服务质量管理小组，参与 DMPs 的医生必须获得权威机构授予的相应职称或专业资质（如提供糖尿病 DMPs 服务的医生必须是德国糖尿病协会认可的糖尿病专家）。同时，医生必须定期参加 DMPs 培训课程，缺席次数到达一定量时将剥夺其参与 DMPs 的资格。

社会医疗保险机构设定了慢性病管理的服务质量目标，并对服务提供者服务质量的达标情况进行定期审核。服务质量目标通常包括以下几方面：①临床循证指南设定的治疗效果指标，如 DMPs 注册糖尿病患者中血压低于 140/90mmHg 的患者比例；②药物治疗有效性指标，如使用 β 受体阻断剂治疗冠状动脉硬化性心脏病（冠心病）患者的心肌梗死发病率；③不同级别卫生机构之间的合作程度指标，如 DMPs 注册糖尿病患者转诊接受眼科检查的次数；④病历等文件的记录完整性与质量，如抽检病例中规范份数所占的比例；⑤患者参与度，如患者健康教育课程的参加次数。

慢性病管理的相关记录与文件是慢性病管理服务质量审核的基础。地方社会医疗保险机构每 3 年抽查 1 次慢性病管理相关记录与文件，以检查上述服务质量的达标情况。同时，地方社会医疗保险机构分别在抽查开始后的第 1 年、第 1 年半及第 3 年分批公布 DMPs 的质量评估报告。质量评估报告主要由质量评价与成本审核两部分组成。其中，质量评价包括基本信息和结果评价两方面：基本信息主要涉及患者的人口社会学特征及其慢性病管理服务提供者的相关信息；结果评价主要依据不同慢性病病种患者的健康状况、病程发展及病情转归情况等分级开展，DMPs 注册患者的生活质量自我评价问卷的调查结果也是结果评价的一部分（Stock et al.，2010）。以 2 型糖尿病为例，一级结果评价指标包括患者的体重、吸烟史、糖化血红蛋白水平、用药史、健康教育参与情况等；二级结果评价指标在一级指标的基础上增加了糖尿病肾病、神经疾病、外周动脉疾病、糖尿病视网膜病四种并发症的罹患情况；三级结果评价指标在二级指标的基础上又增加了死亡、心力衰竭、脑卒中、肾脏移植手术治疗、截肢、失明六种病情转归情况。此外，DMPs 注册糖尿病患者的生活质量自我评价问卷的调查结果也是结果评价的重要组成部分。

在服务质量审查结束后，对频繁违反临床循证指南、服务质量长期无法达标的卫生服务提供者，社会医疗保险机构将会对其进行警告，并有可能永远剥夺其参与 DMPs 的资格。除社会医疗保险机构外，德国其他医疗保险机构也对 DMPs 的服务质量进行审查，如德国最大的法定医疗保险公司——大众医疗保险公司（Abkürzung für Allgemeine Ortskrankenkasse，AOK）每年均向社会发布 DMPs 年度服务质量评估报告。这些质量评估报告通常包括各地参与 DMPs 的卫生服务人员与注册患者人数等信息、慢性病管理服务质量的达标情况等。

为了推进慢性病管理一体化服务模式（如 CCM），德国卫生部每年从财政预算中抽出 1%用于奖励实行一体化慢性病管理的服务提供者。

此外，德国联邦联合委员会负责审核 DMPs 成本，包括慢性病管理服务直接成本、行政管理费用与质量控制成本等。DMPs 成本审核报告一般不对外公布，主要用于给社会医疗保险机构经费管理提供依据。

4. 德国慢性病管理计划的实施效果

德国 DMPs 取得了较好的慢性病管理效果。以糖尿病为例，自 21 世纪以来，德国的糖尿病患病率一直高居不下。2009 年，德国糖尿病患者死亡人数达 5.5 万人，死亡速度为 6 人/小时（International Diabetes Federation，2009）。2 型糖尿病患者中，10%有冠心病，6.7%有脑卒中，超过16%合并眼病，8%合并糖尿病肾病，15%有尿蛋白超标等症状（Bennett et al.，2001）。据国际糖尿病协会预计，德国糖尿病患病人数将在 2030 年上升至 801 万，患病率将上升至 13.5%（Shaw et al.，2010）。

DMPs 实施后，德国的糖尿病患病率得到了有效控制，病死率下降。例如，2007 年德国成人（20～79 岁）中 1、2 型糖尿病患者共有 737.2 万，患病率为 11.8%，病死数为 71 356 人；2010 年德国成人（20～79 岁）中糖尿病患者为 749.4 万，患病率为 12.0%，病死数为 54 579 人（Kanavos et al.，2012）。

同时，DMPs 的实施有效地控制了糖尿病医疗费用、降低了糖尿病患者住院服务利用率。据调查，2007 年德国 1、2 型糖尿病医疗总费用共计 41.974 亿欧元，人均医疗费用 5726 欧元；2010 年德国糖尿病医疗总费用为 43.244 亿欧元，人均医疗费用 5899 欧元（表 5-2）。2012 年欧洲卫生服务系统慢性病管理评价发展项目发布报告指出，德国 DMPs 组糖尿病患者人均年卫生费用支出比非 DMPs 组患者少 600 美元（Nolte et al.，2012）。

此外，根据德国大众医疗保险公司 2012 年发布的糖尿病 DMPs 评估报告显示，DMPs 组糖尿病患者平均每人每年住院日比非 DMPs 患者少 1.5 天，DMPs 组患者的死亡率比非 DMPs 患者少 51%（Lente，2012）。

表 5-2　2007 年和 2010 年德国糖尿病医疗费用的构成情况

	2007 年	2010 年
医疗总费用（亿欧元）	41.97	43.24
药物	8.19	8.44
住院	14.15	14.58
门诊（不包括药物）	11.86	12.22
其他	7.77	8.05
人均医疗费用（欧元）	5726	5899
药物	1115	1149
住院	1927	1985
门诊（医师）	752	775
门诊（护士）	871	897
其他	1061	1093

5.3　法国基于多部门合作的慢性病管理计划

5.3.1　法国社会医疗保障制度和卫生服务系统概述

法国于 1945 年开始实施社会医疗保障制度。2000 年，法国政府颁布《全民医疗保险法案》，将境内所有公民强制纳入社会医疗保险。近年来，法国社会医疗保险平均覆盖率高达 99.2%；参保费用同样以雇员工资为基数，由雇主和雇员按不同的缴费率共同承担（Allonier et al.，2006）。例如，2009 年雇主和雇员分别按雇员工资收入的 13.1%和 0.85%缴纳社会医疗保险参保费。除以上两种主要筹资渠道外，社会性资助、国家财政也给予社会医疗保险一定的资金支持。

1996 年法国卫生体制改革后，法国政府逐步弱化了国家财政在社会医疗保险基金筹集中的作用，财政资助在社会医疗保险基金中所占的比例逐年降低。此外，法国政府规定社会医疗保险基金的支付水平由每年更新的社会保障基金管理法案决定。研究显示，自 1996 年法国卫生体制改革后，社会医疗保险已成为法国卫生服务系统的主要支付者，平均每年支付的卫生服务费用占全国卫生总费用的 75.0%。

法国的门诊与住院服务由公立和私立医疗机构共同提供。门诊费用主要通过按服务项目付费的方式进行支付。地方社会医疗保险基金管理机构每年与相关医师协会协商并确定门诊服务项目的支付标准。住院费用一般采取总额预付，由地方社会医疗保险基金管理机构支付给地方卫生行政主管部门，后者再对社会医疗保险基金进行再分配。

此外，地方卫生行政主管部门还承担着地区内医院数量、规模规划及医疗设备的引进与审批等责任。《全民医疗保险法案》还要求地方卫生行政主管部门必须定期向地方社会医疗保险基金管理机构提供医疗机构运行情况资料以协助后者调整地方社会医疗保险机构的支付政策，同时地方社会医疗保险基金管理机构也需要协助卫生行政主管部门开展地区卫生网络建设等资源配置工作。

5.3.2　法国基于多部门合作的慢性病管理计划

早在 1945 年推行初期，法国社会医疗保险就引入了慢性病管理计划，与其他医疗保险计划需要参保人自负一定比例医疗费用不同，参与该计划的慢性病患者可凭全科医生开具的诊断证明免除所有的慢性病诊疗费。

由于该计划仅覆盖社会医疗保险的参保患者，且社会医疗保险在 2000 年《全民医疗保险法案》颁布前覆盖率较低，该计划早期的实施效果并不理想。同时，法国卫生系统在服务提供方面一直被外界认为缺乏协调性与连续性（Berland et al.，2006）。

为了解决慢性病管理中由于部门缺乏协同性差而导致的卫生服务效率低下、医疗费用过高等问题，1996 年法国政府颁布《社会保障改革法案》。该法案首次要求卫生服务系统通过卫生网络向慢性病患者提供慢性病管理相关卫生服务。每个卫生网络仅针对一个特定病种开展服务，其服务团队包括了专科医生、护士、按摩师、营养师和药师等，主要负责向患者提供健康教育、营养咨询、减肥指导、康复训练及干预治疗等慢性病管理服务。

作为一种新型的一体化慢性病管理的服务提供模式，卫生网络可以有针对性地将慢性病管理相关卫生资源进行整合，通过系统化的管理路径增强慢性病管理相关服务的连续性，减少重复检查等现象的发生。

2002 年，法国政府颁布《患者权力与卫生服务质量法案》，正式在全国推行卫生网络。据法国卫生与公共事业审计小组报告：截至 2006 年，法国共有 360 个针对慢性病开设的卫生网络（包括针对各种癌症的卫生网络），占所有卫生服务网络总数的 80%；其中，糖尿病卫生网络占大多数（共 69 个），覆盖的糖尿病患者约4.4万人，参与糖尿病管理的卫生服务人员约1.4万人（Association Nationale de Coordination des Réseaux Diabète，2007）。

随着人口的老龄化，慢性病的高患病率给法国带来了高额医疗费用和沉重的疾病负担。2004 年，法国政府颁布《公共卫生法》和《医疗保险改革法案》，进一步强调慢性病管理工作的重要性与紧迫性。其中，《公共卫生法》提出的 22 类优先卫生任务中就有 11 项与慢性病相关（Somme et al.，2011）。此外，针对慢性病两大致病危险因素——环境、行为与生活方式，《公共卫生法》还制定了《国家健康计划》。《医疗保险改革法案》则在对原有的慢性病管理计划进行改良的基础上正式提出了旨在最大程度降低慢性病患者的疾病经济风险的慢性病服务流程（Affections de Longue Durée，ALD）。

ALD 主要根据疾病治疗成本筛选病种，疾病经济负担和发病率均较高的疾病就有可能被纳入 ALD。目前，ALD 涵盖近 30 种疾病，其中大部分属于慢性病（表 5-3）。部分疾病并非全部病程都被 ALD 涵盖，只有医疗费用较高的部分病程被涵盖（如重度抑郁症与慢性阻塞性肺疾病晚期）。在 ALD 实施中，只有全科医生确诊的并符合 ALD 相关条件的患者才能获得 ALD 提供的医疗费用全额偿付。早期 ALD 侧重于慢性病诊疗费用支付而非疾病管理，社会医疗保险机构也仅局限于审核患者是否具备加入 ALD 的资格及支付 ALD 患者相关医疗费用。

随着 ALD 患者人数的增加，法国社会医疗保险机构开始不堪重负。2006 年，法国政府重新修订了《医疗保险改革法案》，以进一步改良卫生服务系统并完善了 ALD。修订后的《医疗保险改革法案》要求通过临床路径、患者信息系统、临床循证指南等规范全科医生与专科医生的诊疗行为来提高慢性病管理的服务质量，并要求通过减少不必要的诊疗服务、加强慢性病管理的服务协同性等来提高社会医疗保险基金使用效率。同时，全科医生在提高慢性病管理的服务协同性、落实转诊制度及评价服务效果等方面的职能也得到了强化。

此外，修订后《医疗保险改革法案》对卫生网络中的卫生服务人员职能进行了重新设定，部分服务项目开始改为基层卫生服务人员甚至患者负责。例如，原先由内分泌科医师提供的糖尿病健康教育改由营养师承担，针对慢性肾炎和丙型肝炎的部分慢性病管理相关服务项目改由护士提供。护士还负责对患者进行体格检查及药物处方的审核工作。部分地区开始组织患者团体互助健康教育活动，由长期患病的慢性病患者依据自身多年慢性病自我管理经验向其他患者进行慢性病自我管理的健康教育。

表5-3　法国慢性病管理计划涵盖病种

序号	疾病/疾病组	序号	疾病/疾病组
1	脑卒中	16	帕金森病
2	缺血性贫血	17	遗传循环系统疾病
3	慢性缺血性动脉疾病	18	胆囊壁纤维化
4	血吸虫病	19	慢性肾炎、肾病综合征
5	严重心力衰竭、心律不齐、心肌瓣膜疾病、先天性心脏病	20	截瘫
6	肝硬化、肝相关慢性疾病	21	结节性多动脉炎、系统性红斑狼疮、广义渐进性硬皮病
7	HIV病毒导致的免疫缺陷综合征	22	严重风湿性关节炎
8	1、2型糖尿病	23	长期精神失常
9	神经肌肉疾病、癫痫	24	溃疡性大肠炎、克罗恩病
10	慢性重度自身性或获得性血红蛋白病、红细胞溶解	25	多发性硬化
11	血友病	26	结构性脊柱侧凸（角度≥25°）、脊柱化脓
12	重型动脉性高血压	27	强直性脊柱炎
13	冠状动脉疾病	28	器官移植后遗症
14	慢性阻塞性肺疾病	29	肺结核、麻风病
15	阿尔茨海默病、其他痴呆	30	恶性肿瘤、恶性淋巴或造血器官疾病

1. 法国慢性病管理计划的服务提供者

法国社会医疗保障制度慢性病管理计划的主要通过全科医生和卫生网络向患者提供。全科医生主要负责患者慢性病确诊及其基本诊疗、ALD 纳入资格审核、为每一位 ALD 患者制定慢性病管理计划，包括患者临床路径、药物治疗处方、定期随访、复诊安排、质量评价指标等。该计划经患者同意并签字后提交法国国家卫生部，后者审核通过后生效（图 5-1）。

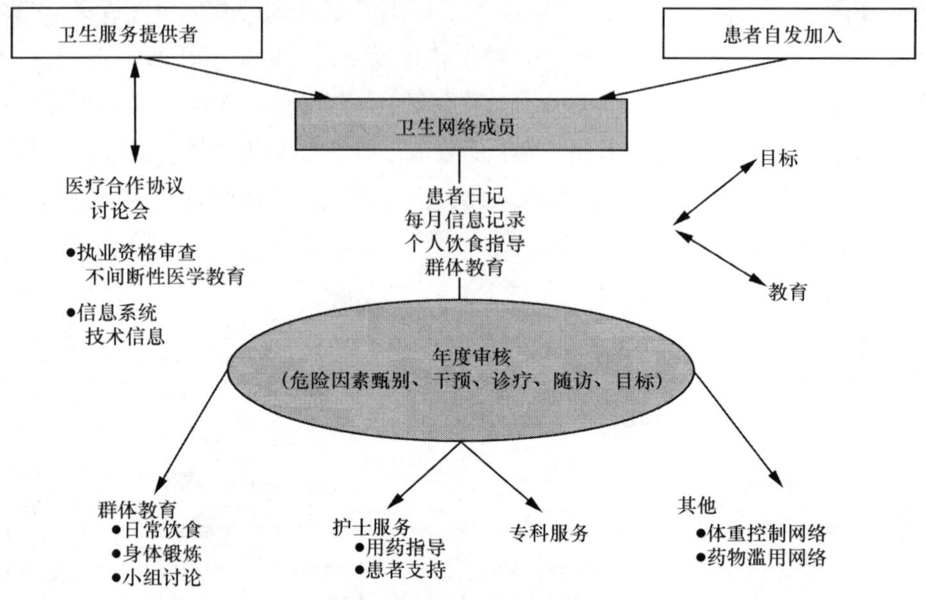

图 5-1 法国社会医疗保障制度慢性病管理计划的慢性病管理流程

被纳入 ALD 的慢性病患者可免费获得由卫生网络提供的慢性病管理计划范围内的卫生服务项目。ALD 患者通过全科医生转诊，转诊后接受专科医院/综合医院相关诊疗服务时患者需出示其慢性病管理计划，否则患者将自行承担诊疗费用的 25%。在患者接受转诊服务后，全科医生将患者年度体检的结果对照临床循证指南的慢性病管理的结果指标，以此评价专科医院/综合医院提供的慢性病管理服务质量。

ALD 患者不仅能免费获得全科医生为其提供的慢性病管理计划中的相关服务项目，还可以自主选择卫生网络。鉴于慢性病多伴有并发症、合并症，通常一位慢性病患者会选择两个及以上的卫生网络以充分获取慢性病管理计划中的服务项目。

此外，法国卫生服务系统还针对肥胖患者和有药物依赖倾向的患者专门开设了体重控制网络和药物滥用网络。如果患者居住地没有针对其所患慢性病开设的卫生网络，患者还可以前往名为“糖尿病之家”的非营利性医疗机构接受免费的慢性病管理服务。“糖尿病之家”通过护士和营养师向糖尿病患者提供慢性病管理服务。对于患有其他类型慢性病的患者，该机构会根据其病情提供营养摄入、行为与生活方式指导。

目前，20 所“糖尿病之家”已均匀覆盖了法国 21 座城市，接受“糖尿病之家”服务的糖尿病患者占法国糖尿病患者总数的 5%。

2. 法国慢性病管理计划的经济补偿方案

法国社会医疗保险机构对全科医生和卫生网络提供的慢性病管理相关服务采取不同的支付方式：①对全科医生主要采取按人头付费的支付方式。2008 年，法国社会医疗保险机构以 40 欧元/（人・年）的标准进行支付，共支付全科医生慢性病管理相关费用约 2.4 亿欧元。②对卫生网络采取按服务项目付费的支付方式。2008 年，法国社会医疗保险机构对健康体检相关服务项目的支付标准为 50 欧元/（人・年），足部护理、健康教育、饮食与营养指导等服务的支付标准分别为 141 欧元/（人・年）、100 欧元/（人・年）和 70 欧元/（人・年）（Nolte et al.，2008）。

此外，法国社会医疗保险机构还会通过一系列非经济刺激手段鼓励慢性病管理相关卫生服务人员加入卫生网络，如通过卫生服务信息平台向患者优先推荐卫生网络中的眼科医生，延长卫生网络中营养师健康教育资质的审核期限等。

除了支付慢性病管理相关卫生服务提供者外，在卫生网络推行初期（2002～2005 年），法国社会医疗保险机构还通过设立住院服务质量提升基金、国家网络发展基金和地区网络发展基金向卫生网络共计提供了 650 万欧元作为各卫生网络的设备建设和管理费用。其中，国家网络发展基金与地区网络发展基金还可为新型慢性病管理相关服务项目的开展提供资金支持。

3. 法国慢性病管理计划的质量管理

2004 年，法国政府颁布的《医疗保险改革法案》明确要求政府建立相关监管机构协助落实社会医疗保险相关改革措施。同年，法国国家卫生部成立。作为独立于卫生服务系统与社会医疗保险系统的行政主体，法国国家卫生部为药物、医疗器械及卫生服务流程等制定国家级指导标准，定期审核患者医疗费用的自付情况并对社会医疗保险的基金管理质量进行评价。

此外，法国国家卫生部还负责组织相关领域专家、全科医生、患者代表等协商并制定 ALD 相关卫生服务项目的医学合格标准、临床循证指南及卫生服务项目清单。这些标准、指南、清单经专家组论证其实用性与可行性后即可在法国全面推行。

法国国家卫生部不定期根据 ALD 具体实施中的意见反馈与质量评价结果对其进行修改和完善。近年来，主要在电子健康档案、慢性病管理计划患者自我管理、全科医生守门人职能三个部分进行了修改和完善。

《全民医疗保险法案》规定由社会医疗保险支付的卫生网络必须接受每年一次的卫生系统内部质量审核和每 3 年一次的外部质量审核。这些审核主要围绕卫生服务提供者对临床循证指南的依从程度及慢性病管理相关服务的协同性展开，涵盖了结构、过程与部分结果指标。

地方社会医疗保险机构根据这些审核结果决定是否继续支付该卫生网络。2011 年，法国社会医疗保险发展咨询委员会报告显示，尽管《医疗保险改革法案》试图通过强化全科医生的职能来提高 ALD 的服务协同性，由于缺乏相应的经济惩罚措施，患者越级使用专科医疗服务现象依然严重。同时，由于法国尚未在政策层面制定结构化的慢性病管理相关服务框架。因此，慢性病管理的质量受全科医生的个人行为影响较大，全科医生制定的慢性病管理计划实际上直接决定了患者的慢性病管理效果。

4. 法国慢性病管理计划的实施效果

法国社会医疗保障制度慢性病管理计划取得了较好的慢性病管理效果。以糖尿病为例，2009 年法国糖尿病患者死亡人数达 3.05 万人，死亡速度为 3 人/小时（International Diabetes Federation，2009）。在 2 型糖尿病患者中，超过 13%的人群有冠心病，约 4%的人群有脑卒中，33.5%合并眼病，6%合并糖尿病肾病，29%有尿蛋白超标等症状。

据国际糖尿病协会预计，法国糖尿病患病人数将在 2030 年上升至 520 万，患病率将上升至 11.0%（Delcourt et al.，2009）。法国社会医疗保障制度慢性病管理计划实施后，糖尿病患病率得到了有效控制，糖尿病患者病死率下降。例如，2007 年法国成人（20～79 岁）1、2 型糖尿病患者共有 394.6 万人，患病率为 8.4%，病死人数为 30 168；2010 年法国成人（20～79 岁）1、2 型糖尿病患者为 416.4 万人，患病率为 9.4%，病死人数为 30 167（Kanavos et al.，2012）。法国国家糖尿病管理评估项目的调查报告显示，2007 年法国本土与法属留尼汪岛分别有 32%与 24%的糖尿病患者糖化血红蛋白指数得到有效控制（HbA1c≤6.5%），2010 年已有 15%的法国本土和 22%的法属留尼汪岛糖尿病患者血压低于 130/80mmHg（Tiv et al.，2012；Ndong et al.，2010）。

同时，法国社会医疗保障制度慢性病管理计划的实施有效地控制了糖尿病医疗费用。据调查，2007 年法国 1、2 型糖尿病医疗总费用共计 12.5 亿欧元，人均医疗费用 5251 欧元，其中住院费用、门诊费用（不包括门诊处方药物）及药物费用的比例分别为 37.6%、27.6%和 26.8%；2010 年 1、2 型糖尿病医疗总费用为 12.9 亿欧元，人均医疗费用 5432 欧元，其中住院费用、门诊费用（不包括门诊处方药物）及药物费用的比例分别为 37.2%、36%和 26.8%（表 5-4）。

表 5-4　2007 年和 2010 年法国糖尿病医疗费用的构成情况

	2007 年	2010 年
医疗总费用（亿欧元）	12.50	12.93
药物		
糖尿病	0.77	0.80
非糖尿病	2.58	2.67
住院	4.70	4.86
门诊（不包括药物）	3.45	4.60
其他	1.00	—
人均医疗费用（欧元）	5250	5430
药物	1409	1458
住院	1955	2022
门诊	1483	1533
其他	403	417

5.4　英国基于多部门合作的慢性病管理计划

5.4.1　英国社会医疗保障制度和卫生服务系统概述

1948 年，英国开始实施国家卫生服务（National Health Service，NHS）计划，以保证全体英国公民享有免费获得卫生服务的权利（除牙医、验光与药事服务）。英国卫生部负责对国家卫生服务计划的卫生服务框架和卫生服务系统进行结构化设计，地方卫生战略局负责国家卫生服务计划的实施过程监督与管理。

国家卫生服务计划的筹资渠道较单一，其运行经费由国家财政全额拨付。

英国卫生部每年将其财政预算的 80%拨给全英 152 个地方初级保健信托机构。地方初级保健信托机构在所属辖区地方卫生战略局的监督下，根据国家卫生服务计划卫生服务框架要求、医疗服务标准及卫生服务供给量指标，向当地卫生服务提供者购买卫生服务。

鉴于初级卫生保健服务具有优良的成本-效益，英国的卫生政策制定与经费投入的重点逐步从二级卫生服务向初级卫生保健服务转移，并要求由全科医生、护士及其他专业卫生技术人员组成的卫生服务团队在社区卫生服务中心开展初级卫生保健服务。同时，强制实行医患签约制度，以强化全科医生在转诊中的“守门人”角色。全科医生提供首诊，转诊患者只有经过全科医生转诊委托后综合医院才能向其提供专科医疗服务。初级卫生保健服务的相关费用由初级保健信托机构按照国家协商合同中相关标准支付给社区卫生服务中心。综合医院提供的二级卫生服务，在参考国家卫生服务价格表的基础上，通过综合医院与初级保健信托机构、全科医生委托小组协商的方式，来确定各专科医疗服务的支付标准。

除了这些公立医疗机构外，私立医疗机构也是英国卫生服务的提供者，私立医疗机构主要提供国家卫生服务计划覆盖范围以外的卫生服务，费用多由患者个人自付或通过私人医疗保险进行偿付。近年来，向私人医疗机构购买卫生服务以扩大国家卫生服务计划的覆盖面也成为英国卫生政策的重要导向之一。

5.4.2 英国基于多部门合作的慢性病管理计划

20 世纪 90 年代末，鉴于严峻的慢性病形势，英国各地方卫生服务系统陆续开展了慢性病管理相关服务。2004 年，英国《国家卫生服务发展计划》和《质量结果框架》要求将慢性病管理纳入初级保健信托机构购买范围。地区初级保健信托机构根据该地区的人口总数以按人头付费的方式对卫生服务提供者支付慢性病管理相关费用。

据同年英国卫生战略局报告，只有大约 1/3 的卫生战略局要求其辖区内卫生服务提供者采用如 CCM 等一体化慢性病管理的服务提供模式，大多数地区由初级保健信托机构自行设定慢性病管理的工作计划，因而全英慢性病管理的服务提供方式和服务质量存在较大差异（Singh et al.，2006）。此外，有些地区并没有对所有年龄段的慢性病患者开放慢性病管理相关服务。例如，在东苏塞克斯地区（East Sussex），慢性病管理仅针对 65 岁及以上老年患者。

目前，全英仅有极少数地区为青少年、少数民族提供慢性病管理相关服务，青少年、少数民族等人群至今仍未被国家卫生服务计划的慢性病管理相关政策覆盖。

2005 年，英国卫生部应《国家卫生服务计划的提升计划》、《国家卫生服务计划的慢性病管理信息纲要》的要求，依据 CCM，正式提出了国家卫生服务计划的卫生与社会服务模型（图 5-2）。国家卫生服务计划的卫生与社会服务模型的主要内容：①卫生服务与社会服务衔接紧密的系统化慢性病管理的路径；②慢性病患者高效率的早期发现机制；③慢性病患者的分级管理策略；④由社区女守门人提供的慢性病并发症、合并症患者提供病例管理相关服务；⑤患者自我管理与支持项目。

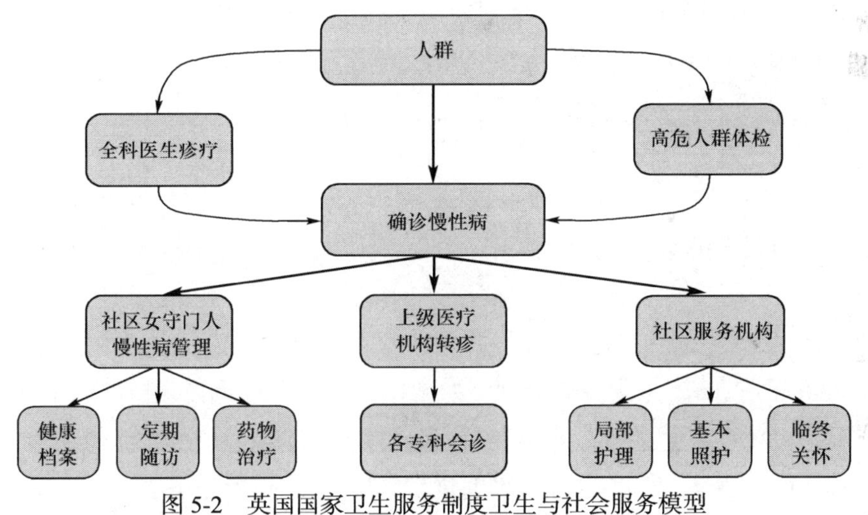

图 5-2　英国国家卫生服务制度卫生与社会服务模型

该模型强调患者自我管理在慢性病管理中的地位，同时对慢性病患者的发现、确诊及专科护士——社区女守门人的慢性病管理职能提出了更高要求。相比普通护士，社区女守门人拥有处方权并且需要对同时患多种慢性病的患者开展案例管理服务。为此，社区女守门人必须按照国家卫生服务计划的卫生服务技术现代化机构制定的服务框架与临床标准定期接受由大学或私人卫生服务机构提供的临床与案例管理技能培训（NHS Modernisation Agency and Skills for Health，2005）。

2006 年，为进一步扩大慢性病管理的覆盖范围，英国卫生部发布了题为《我们的健康、卫生服务宣言：社区卫生服务新方向》的白皮书：强调基层卫生服务机构——社区卫生服务中心应当成为慢性病管理相关服务项目的主要提供者，慢性病管理向社区卫生服务中心转移并不仅仅是服务场所的变更，而且是促进医患双方调整慢性病相关态度与行为的手段之一，并主张社区卫生服务中心与社会服务机构在慢性病管理中应进一步提高合作的密切程度，在保证患者独立性的同时提高患者慢性病管理的可及性。

同年，英国在全国范围内对初级保健信托机构与卫生战略局进行改革，部分地区初级保健信托机构与卫生战略局进行了合并、重组。重组后全国范围内的初级保健信托机构由 302 个减少到了 152 个，卫生战略局由 28 个减少到了 10 个。

为适应卫生行政结构的调整，地方卫生服务提供模式也相应地发生了变化，部分地区的国家卫生服务计划的卫生与社会服务相关项目被迫停止了运行，间接造成了国家卫生服务计划的慢性病管理覆盖率的降低。

1. 英国慢性病管理计划的服务提供者

作为全国统一的一体化慢性病管理的服务提供模式，国家卫生服务计划的卫生与社会服务模型主要通过家庭医生、具有专业技能的全科医生、专科医生、精神科医生、急诊科医生、药师、普通护士及社区女守门人等隶属于公立医疗机构的卫生服务人员提供。

2005 年后，国家卫生服务计划开始尝试让私立医疗机构为慢性病患者提供疾病诊断与检查服务。研究显示，自 2005 年以来国家卫生服务计划平均每年向私立医疗机构支付约 150 万英镑的慢性病诊断与检查费用。

除了与私立医疗机构合作外，国家卫生服务计划的卫生与社会服务模型还纳入了社会服务机构，从而解决了失业者、孤寡老人、流浪人员等社会弱势群体的慢性病管理问题。社会服务机构主要负责为上述人群中慢性病患者提供局部护理（如糖尿病足、溃疡）、基本生活照料、送餐服务及额外经济补助等，部分地区社会服务机构还会提供临终关怀服务，病情严重者会被送往日托服务中心以接受更为专业且连续的慢性病管理相关服务。

社区女守门人是国家卫生服务计划的慢性病管理的特色与核心。与德、法两国不同，英国选择了专业护士作为社区守门人，俗称社区女守门人。2004 年，英国卫生部在《国家卫生服务计划的提升计划》中首次提出社区女守门人概念，并将其定义为“使用病例管理专业技能为疾病风险较高及二级卫生服务使用率较高的慢性病患者提供慢性病管理相关服务的、接受过专业培训的高级护理人员”。

社区女守门人通常是接受过临床专业技能和病例管理培训的社区卫生服务中心的护士，与普通护士不同的是，社区女守门人拥有一定的处方权，其职责包括协助慢性病患者进行自我管理、通过临床信息系统甄别高风险慢性病患者、整合患者管理相关服务、协同药师进行处方审核等。

2005 年，英国卫生部正式要求所有卫生战略局根据当地实际情况实施社区女守门人制度。目前，全英有近 3000 名社区女守门人为 25 万名慢性病患者提供慢性病管理相关服务。

此外，国家卫生服务计划鼓励长期患病且具有成功自我管理经验的慢性病患者通过“专家患者”项目向更多的患者提供慢性病自我管理的健康教育。每一期“专家患者”课程通常持续 6 周，每次课程都会由 2 位长期慢性病患者就自身所患疾病讲授 150min 的自我管理经验，内容包括一般症状处理、自我情绪管理、饮食指导、沟通技巧、未来生活规划 5 个方面。全科医生及国家卫生服务计划的社区卫生组织会为患者提供相关“专家患者”的课程信息，患者可自行选择参加任意数量与形式的“专家患者”课程而不需要经过任何转诊程序。

2. 英国慢性病管理计划的经济补偿方案

国家卫生服务计划每年根据初级保健信托机构辖区内人口总数统一按全英人均医疗费用给地方初级保健信托机构拨付经费，目前尚没有针对任何一种特定的病种或服务项目的支付。

2004 年，为了配合慢性病管理相关服务向社区卫生服务中心转移战略的落实，英国卫生部对社区卫生服务中心卫生服务人员的收入结构进行了分级，将全科医生的经济收入划分为核心服务收入、额外服务收入与目标行为层次收入三部分。

核心服务收入、额外服务收入由初级保健信托机构给付。其中，核心服务收入由初级保健信托机构按照全科医生签约患者人数及人均支付标准，通过总额预付的方式进行支付。由于签约患者的年龄、性别、发病率与死亡率会对全科医生的工作量造成影响，为保证收入公平，国家卫生服务计划将会根据上述影响因素对全科医生获得的核心服务收入进行适当调整。额外服务收入来自于基本卫生服务范畴以外的服务项目，如慢性病管理相关服务项目，支付标准由全科医生代表与初级保健信托机构协商确定。

目标行为层次收入是对照《质量与结果框架》设定的临床、组织、患者体验、附加服务等指标，考核全科医生的卫生服务质量、根据考核结果付给全科医生。全科医生根据达标情况获得相应的点数奖励，与慢性病管理相关的点数最高可达 1050 点，其中遵守临床循证指南最高可得 550 点，每年初级保健信托机构会对点数进行赋值并据此给全科医生经济奖励。

《质量与结果框架》针对冠心病、脑卒中、缺血性心脏病等 11 种慢性病设置了 76 个临床指标，在患者病例与信息、医患沟通、健康教育、行为指导、药物管理 5 个服务项目设置了 56 个组织指标，在患者体验方面设置了患者随访次数、会诊时长 2 个指标，在子宫颈癌常规检查、儿童健康检查、产科服务、计划生育服务 4 个服务项目设置了 10 个附加服务指标。近年来，《质量与结果框架》的经济奖励平均占全科医生收入的 25%。

3. 英国慢性病管理计划的质量管理

国家服务框架是卫生部下属的由医疗专家、卫生管理人员、患者代表、其他相关机构人员等组成的卫生行政机构，也是制定国家卫生服务计划慢性病管理相关临床循证指南的主体。其主要职能是从患者生活独立性、卫生服务可及性、部门合作密切程度等角度对糖尿病、心脏病、癌症、肾病、精神疾病等常见慢性病的疾病管理制定临床干预目标与服务标准，并要求地方初级保健信托机构定期对辖区内慢性病管理相关服务进行审核并提交审核报告。除国家服务框架以外，国家卫生服务计划的卫生服务一体化促进组织与国家卫生服务计划的创新与提升机构也参与了相关纲领性文件的制定。

目前，英国尚无全国性统一的慢性病管理计划服务质量评价体系。英国卫生部也仅对部分先行开展的慢性病管理的地区进行了小范围人群的前瞻性评价，各地区的研究结果并不一致。例如，有研究显示，社区女守门人为患有多种慢性病的患者开展的慢性病管理并未有效降低该地区慢性病患者的急诊入院率，同时基层卫生服务机构与上级卫生服务机构的工作协同性不强；慢性病管理过程中存在较多“组织性障碍”，初级保健信托机构缺乏与非政府部门的合作经验，无法通过第三方组织向患者提供自我管理等教育服务，各级医疗机构的医生对患者自我管理的教育内容缺乏认知，且很少会向患者提供相关健康教育等（Boaden et al.，2005）。也有研究显示，慢性病管理已经取得了卓越的成效，如在特伦特（Trent）地区开展的骨科分诊服务（Orthopaedic Triage Service）使患者二级医院转诊率较该服务开展前一年降低了 15%；在约克郡（Yorkshire）

地区开展的慢性阻塞性肺疾病患者自我管理和社区诊疗服务使患者急诊入院率降至 8%，远低于 30%的全国平均入院率（Khunti et al.，2007）。

4. 英国慢性病管理计划的实施效果

英国国家卫生服务制度的慢性病管理计划取得了较好的慢性病管理效果。同样，以糖尿病为例，在所有经济合作发展组织（Organisation for Economic Cooperation and Development，OECD）成员国中，英国的糖尿病发病率位居第一，英国儿童 1 型糖尿病患病率位列全球前十。在英国，糖尿病患者每年死亡人数达 1.95 万人，平均每天死亡 52 人。与此同时，英国至少有 100 万糖尿病患者尚未被确诊（International Diabetes Federation，2009）。2 型糖尿病患者中，超过 25%有冠心病，约 9.6%有脑卒中，28.5%合并糖尿病肾病（Morgan et al.，2010）。英国每周约有 73 例糖尿病患者接受下肢截肢手术，每年约有 1280 名糖尿病患者因糖尿病并发症而致盲（Young et al.，1993）。据国际糖尿病协会预计，英国糖尿病患病人数将在 2030 年上升至 255 万，患病率将上升至 5.4%（Shaw et al.，2010）。

英国国家卫生服务制度实施慢性病管理计划后，糖尿病患病率得到了有效控制，血糖控制率上升。根据英国国家糖尿病审计（National Diabetes Audit）结果显示，2008 年英国仅有 60%的成人和 16%的儿童糖尿病患者血糖水平得到了良好控制（HbAlC≤7.5%），其中，25%的成人糖尿病患者血糖水平得到了有效控制（HbAlC≤6.5%）；而在 2010 年，糖尿病患者血糖良好控制率增加至 63.3%，严格控制率为 24.8%，较 2008 年趋于稳定；儿童糖尿病良好控制率为 15.8%，同样较 2008 年趋于稳定（Panos et al.，2012；National Paediatric Diabetes Audit Project Board，2012；The Health and Social Care Information Centre，2014）。

同时，英国国家卫生服务制度慢性病管理计划的实施有效地控制了糖尿病医疗费用。据调查，2007 年英国 1 型糖尿病与 2 型糖尿病患者人均医疗费用分别为 4367 欧元和 5007 欧元。2010 年 1 型糖尿病与 2 型糖尿病患者人均医疗费用分别为 4744 欧元和 5470 欧元（表 5-5）。

表 5-5 2007 年和 2010 年英国糖尿病医疗费用的构成情况

	2007 年		2010 年	
	1 型糖尿病	2 型糖尿病	1 型糖尿病	2 型糖尿病
医疗总费用（亿欧元）	—	—	20.22	
药物	—	—	0.90	3.64
住院	—	—	1.49	11.93
门诊	—	—	0.25	1.67
其他	—	—	0.34	
人均医疗费用（欧元）	4367	5007	4744	5470
药物	1532	1089	1622	1153
住院	2419	3417	2681	3786
门诊	415	500	439	530

5.5 丹麦基于多部门合作的慢性病管理计划

5.5.1 丹麦社会医疗保障制度和卫生服务系统概述

丹麦王国地处北欧，国土面积 4.3 万平方千米，总人口数 560 万，人口密度约 129 人/平方千米。丹麦经济发展水平高，是联合国、国际货币基金组织（International Monetary Fund，IMF）与经济合作发展组织（Organization for Economic Cooperation and Development，OECD）认定的发达国家。根据联合国发布的 2013 年度《全球幸福指数报告》显示，2013 年丹麦国民幸福指数排名位居世界第一（Helliwell et al.，2013）。

1892 年，丹麦建立的疾病基金系统（Sickness Fund），该系统通过使用国家财政收入建立疾病基金的方式保障低收入人群免费获得基本卫生服务（除住院服务以外）的权利。1970 年，丹麦去中心化行政改革以来，政府逐步废除了疾病基金系统，并于 1973 年起在全国范围内正式推行通过税收筹资基金的全民医疗保险制度。

2007 年丹麦国家卫生法案颁布以后，所有丹麦公民均自动被纳入社会医疗保险系统，免费享受分别由全科医生诊所和公立医院提供的基本及专科卫生服务项目。2011 年丹麦社会医疗保险基金支付金额占当年全国卫生费用支出的

85%以上（Organisation for Economic Cooperation and Development，2013）。

2013 年，家庭护士服务、全科医生随访、特殊人群牙科服务（儿童、残疾或精神疾病患者牙科上门服务）、校园卫生服务及药物滥用治疗服务也被纳入了市政府提供卫生服务的范畴（Thomson et al.，2013）。

由公立医院（包括综合医院和专科医院）和全科医生诊所提供的各项卫生服务由国家卫生服务价目表确定价格，而私立综合医院、私立专科医院及私人诊所卫生服务偿付水平由区政府和辖区内医师协会协商确定。2007 年后，区政府被赋予了公立医院的所有权和管理权，社会医疗保险机构可以通过一系列临床指标对各项卫生服务质量进行检查，并有权对预算超支的医院院长予以解雇等处罚措施；对全科医生诊所而言，如果其提供服务的数量没有达到相关政策，或服务质量不符合临床循证指南规范，诊所负责人将会直接接受区政府的质询。

中央与地市级政府除了向卫生服务系统提供资金支持以外还承担着其他卫生行政职能，中央政府主要负责统筹协调多部门参与卫生费用预算、制定卫生政策框架及监管地方卫生服务系统等工作。地市级政府主要负责合理的组织和规划卫生资源，向市民保质保量的提供护理、疾病预防、健康促进及康复等卫生服务。

区政府具体负责：①制定区域内总体疾病防治计划；②组织辖区内综合医院、专科医院、私人诊所及全科医生诊所向患者提供各级各类卫生服务；③使用国家和地市级财政拨付的卫生服务款项，通过按服务项目付费的方式向上述卫生服务提供者进行偿付。

丹麦政府采取一系列改革措施，旨在增强卫生服务可及性、提高卫生服务机构运行效率与卫生费用的使用效率。1993 年，患者被赋予了了与全科医生协商确定转诊医疗机构的权利。1996 年，丹麦政府要求建立国家候诊时间信息系统，通过敦促卫生服务机构提高服务效率缩短了患者等待时间。1997 年，丹麦国家卫生技术评价研究所成立，该研究所主要负责通过循证医学手段对现有的卫生服务技术手段进行评估，以保证患者接受适度有效的卫生服务。1999 年，疾病诊断相关分组系统（Diagnosis Related Group System，DRGS）被引入丹麦社会医疗保险支付系统。

5.5.2　丹麦基于多部门合作的慢性病管理计划

自 21 世纪以来，丹麦卫生总费用占国内生产总值比例及国民人均卫生费用均高于欧盟 15 国平均水平。以 2008 年为例，丹麦卫生总费用占国内生产总值的比例为 9.9%，人均卫生服务费用为 3630 美元，在 WHO 欧洲区域内分别位列第 9 和第 11 位，慢性病被认为是导致卫生服务费用较高的主要原因之一（Cristina Hernández-Quevedo et al.，2012；WHO Regional Office for Europe，2011）。

2002 年，丹麦政府颁布了《2002～2010 年丹麦政府公共卫生政策目标与战略》。该文件着重对 8 大类 9 种慢性病的疾病预防工作提出了要求，并将 2 型糖尿病、癌症、心血管疾病、骨质疏松症、肌肉骨骼不协调症、过敏性失调（包括哮喘和过敏）、精神紊乱及慢性阻塞性肺疾病等慢性病被设定为重点疾病。

2004 年，丹麦国家卫生部（National Board of Health）针对上述疾病启动了一项国家卫生服务计划，旨在提高卫生服务机构在慢性病预防服务提供过程中的协同性，通过构造系统化慢性病管理框架增强慢性病管理服务质量（National Board of Health，2004）。该计划包括 9 个子项目：①慢性病自我管理；②全科医学慢性病预防与健康促进；③国家慢性阻塞性肺疾病早期筛查与肺疾病康复；④系统化心脏疾病康复服务临床指南；⑤老年人骨质疾病预防服务项目；⑥肌肉骨骼失调症康复项目；⑦高血压早期筛查与预防项目；⑧医院内身体锻炼项目；⑨缺乏身体锻炼、营养不均衡患者临床信息采集系统。

2005 年，中央财政共投入 1.34 亿欧元在全国建立了 18 个卫生中心（Health Care Centre），旨在通过一体化诊疗流程开展除诊疗服务以外的公共卫生服务项目。这些中心的主要任务是慢性病管理和康复相关服务，慢性病患者可以通过全科医生或医院转诊的方式接受卫生中心的服务。

以位于丹麦首都哥本哈根市卫生中心为例，该中心由哥本哈根市政府于 2005 年投入 67 万欧元建立，目前全面覆盖哥本哈根 82 000 位居民，是丹麦建立最早、投入最多的健康中心。该中心有 2 位理疗师、2 位护士、1 位营养学家及 1 位负责电子健康档案记录工作的秘书。除秘书外，所有的健康中心服务人员都必须定期参加健康促进、疾病预防及医患沟通等相关课程。

1. 丹麦慢性病管理计划的内容

目前，丹麦主要通过以下三种途径对慢性病患者提供管理及康复服务：慢性病综合管理项目（the SIKS Project）、慢性病管理计划（Disease Management Plans）及一体化临床路径（Integrated Clinical Pathways）。

（1）慢性病患者综合管理项目

2005 年哥本哈根市卫生中心建立的同时，丹麦卫生部（Ministry of Interior and Health）以该中心为试点推行了慢性病综合管理项目。该项目自 2005 年 4 月启动至 2007 年 9 月截止，服务覆盖哥本哈根 26 万市民，是目前丹麦国内唯一被完整实施和评估的慢性病管理项目。

慢性病综合管理项目的目标人群为慢性阻塞性肺疾病、2 型糖尿病、慢性心脏疾病及老年平衡障碍等慢性病患者，旨在通过一体化转诊流程来提高慢性病患者的健康水平与生命质量。

实践证明，慢性病综合管理项目在改善慢性病患者行为生活方式、提高全科医生转诊率及改善慢性病患者的生活质量等方面有着明显的效果。正是由于丹麦卫生中心取得了显著的慢性病管理效果，慢性病管理开始逐渐得到北欧其他国家的重视（the Economist Intelligence Unit，2012）。

（2）慢性病管理计划

2005 年，丹麦国家卫生部发布了《慢性病患者、卫生服务系统与社区》。该文件对慢性病管理相关概念进行了定义，并采用美国 MacColl 卫生服务创新研究所于 20 世纪 90 年代提出的慢性病护理模型（Chronic Care Model，CCM）作为国家慢性病管理模板。

2008 年，丹麦国家卫生部以慢性病护理模型（CCM）为雏形，制定了慢性病管理计划（Disease Management Plans，DMPs），并对慢性病管理计划的要素进行了具体说明。这些要素包括：①慢性病早期检测和诊断临床循证指南；②慢性病疾病分期和治疗方案；③全科及各专科卫生服务人员关于慢性病管理服务的服务内容；④卫生服务人员在慢性病管理服务中的协同合作和沟通方式；⑤最低服务数量；⑥卫生服务评价与质量控制计划。

2009～2011 年，丹麦共投入了 4380 万丹麦克朗作为慢性病管理计划的实施经费。其中，2/3 划拨给了区政府，剩余 1/3 交由市政府支配。丹麦国家卫生部负责对各区政府实施的慢性病管理服务内容进行界定，并根据服务项目确定划拨款项数额，首都地区获得的经费最多，约为 1370 万丹麦克朗，其主要承担 3 大项慢性病管理任务：①开展 2 型糖尿病和慢性阻塞性肺疾病慢性病管理计划；②试行痴呆与心血管疾病慢性病管理计划；③自行开发并试点肌肉骨骼不协调症慢性病管理计划。

（3）临床诊疗一体化路径

2007 年 10 月 12 日，丹麦中央政府与各地方政府签订了《癌症患者治疗任务协议》，并设立了癌症专家治疗组（Task Force for Cancer Patients）。癌症专家治疗组专门负责制定癌症患者临床诊疗一体化路径。

2008 年 12 月，癌症专家治疗组将心脏病纳入了临床诊疗一体化路径范畴并正式改名为癌症与心脏病专家治疗组。该专家组对 34 种癌症和 4 种心脏疾病的诊断、治疗、康复流程制定了临床诊疗一体化规范。

2009 年，临床诊疗一体化路径正式实施。相关卫生服务质量指标的考核（如“确诊到治疗间隔长短”“参与临床诊疗一体化路径患者人数”等）由丹麦国家癌症临床监测系统负责。

2. 丹麦慢性病管理计划的服务流程

丹麦设定了与慢性病发展流程相协调的结构化慢性病管理服务途径，强调了完整有效的慢性病管理必须依靠多专科医疗团队与患者自我管理的共同作用（HOPE-European Hospital and Healthcare Federation，2010）。

慢性病患者首先由卫生服务系统守门人——全科医生进行疾病确诊，在确诊后全科医生会针对患者现有症状将患者转诊至多个专科医院接受治疗。

为了降低急症的频率，针对慢性病患者行为生活方式而开展的慢性病管理服务尤为重要。在患者接受治疗期间，全科医生通过患者电子病历了解医院反馈的患者身体状况、治疗手段及药物处方等信息，并对患者提供随访服务、行为生活方式变化情况评估及疾病终期发展评估。在患者临床治疗期结束之后，全科医生会将其转诊至卫生中心接受一系列初级预防和健康教育服务，如慢性病自我管理教育、特定疾病健康教育课程等。

全科医生对整个流程承担着协调和监督的责任。在慢性病患者确诊后，全科医生有权在任何时间组织并发起多专科医疗团队提供该疾病相关诊疗及管理服务。多专科医疗团队管理服务通常为期 10 周，成员通常包括专科护士、心脏科医生、心理医生、理疗师及营养学家。

在多专科医疗团队的慢性病管理服务启动的同时，患者还会接受一项由医院提供的个人化慢性病康复服务。该项目根据患者自身健康状况及其疾病严重程度设计，通过分析患者电子病历获得用于确定患者健康状况的临床依据。

目前，丹麦部分地区开始尝试使用远程医疗技术对身在家中的患者进行病情监控、电话咨询及临床信息采集，全科医生通常通过定期电话随访的方式来了解患者病情，并在必要时将患者转诊。

为降低全科医生的工作量，目前丹麦已经开始尝试将部分慢性病管理职能进行转移。例如，患者可以根据自身需要在药房接受戒烟指导服务，或者通过加入相关慢性病患者协会获得慢性病自我管理的经验。

3. 丹麦慢性病管理计划的实施效果

目前，丹麦的慢性病管理计划并未实现全民覆盖，只是在部分地区的 18 所卫生中心试点。这 18 所卫生中心每年必须接受一次内部评估和一次外部评估。其中，外部评估由国家公共卫生机构（National Institute of Public Health）承担，评估的目的主要是检查各卫生中心对其职责的履行情况，并对康复服务项目进行成本-效益分析，旨在探索适合在全国推行的康复服务项目的临床循证指南。

慢性病综合管理项目是丹麦境内唯一被完整评估的慢性病管理项目。作为该项目的重要执行地区，哥本哈根市卫生中心自 2005 年起就开始接受系统化的外部评估。评估内容主要包括对接受服务的患者进行上门和电话回访、对卫生服务人员的培训单位进行小组讨论、与卫生中心的合作单位负责人进行一对一采访。这些合作单位包括哥本哈根市关节炎协会（Arthritis Association）、哥本哈根市政府及国家卫生部。

评估结果显示，慢性病综合管理项目的参与者普遍对该项目的开展情况表示满意。卫生服务人员在经过培训之后平均每天会花 0.5～2.5h 对患者提供行为生活方式改变相关建议，86%的慢性病患者在接受服务后增加了身体锻炼的次数和时间，42%的患者改变了不健康饮食习惯，全科医生转诊率由 2005 年的 45%迅速提高至 2006 年的 90%。超过 96%的全科医生认为该项服务对于改善慢性病患者生活质量具有明显效果（The Economist Intelligence Unit，2012）。

根据患者疾病相关临床指标的测定发现，理疗服务的开展对患者健康状况的改善起到了作用，慢性阻塞性肺疾病慢性病管理项目也被证明有效；通过对体重、腰围及糖化血红蛋白等指标的检查发现 2 型糖尿病慢性病管理项目也发挥了效果。

但是，评估也发现，在人力资源及其绩效考核等方面仍然存在问题，如人力资源较短缺、存在管理记录缺失、缺乏开展慢性病患者监测的意愿及卫生服务人员合作意愿不强等。

第6章　欧洲基于多部门合作的慢性病管理经验

6.1　概　　述

欧洲是全球社会医疗保障制度践行慢性病管理最早的区域，其中德、法、英三国无论从政策、法规构建，还是慢性病管理相关服务网络、支付制度、质量监督等方面，体系均相对较完善。深入研究欧洲各国基于多部门合作的慢性病管理实践，不仅可以及时总结他国成功经验和失败教训，而且可以为尽早构建适合我国国情的基于多部门合作的慢性病管理体系提供借鉴。

本章将采用结构-过程-结果模型（Structure-Process-Outcome，SPO）对慢性病管理实践较为成熟的德、法、英三国的社会医疗保障制度慢性病管理计划进行深入剖析，总结其经验，发掘其对构建我国慢性病管理体系的宝贵启示。

6.2　经验评价模型

6.2.1　结构-过程-结果模型

结构-过程-结果模型，是由美国密歇根大学公共卫生学院 Avedis Donabedian 教授于 20 世纪 60 年代首次提出，最初主要用于构建卫生服务领域的评价体系。与此前仅单纯性评价卫生服务结果不同，结构-过程-结果模型构建的评价体系涵盖了卫生服务提供过程的每个环节，既可以全面评价卫生服务，也可以分析服务提供过程中的某一特定环节（Donabedian，1988，2005；Kroeger et al.，1965；Williamson，1965）。

结构-过程-结果模型自提出后，得到了各国专家、学者及政府部门的认可，在美国、加拿大和澳大利亚等的卫生服务领域及相关研究中得到了广泛应用（Hui et al.，2010；Birkmeyer et al.，2004；Kringos et al.，2010）。不仅如此，结构-过程-结果模型以其评价框架的合理性和科学性在其他领域（如信息系统评价）也得到了广泛应用（Crilly et al.，2012；Kamo et al.，2011）。

结构-过程-结果模型将卫生服务分为结构、过程与结果三个层次。卫生服务结构指开展卫生服务必须具备的基本条件，包括相关政策、硬件设施、资金投入、人力资源等。卫生服务过程涵盖患者求医行为与医生诊疗行为，包括卫生服务提供者的诊疗技术、患者接受诊疗的频率、医患之间的沟通方式、实际诊疗与计划诊疗的一致性等。卫生服务结果指主要指患者健康水平、生命质量等方面的改变，在更宽泛的范畴内，也包括患者的健康知识、态度、行为及生活方式等方面的改变。

结构-过程-结果模型认为卫生服务的结构、过程、结果这三者间呈线性递进关系，合理的结构是良好过程的基础，而良好的过程可以为满意的结果增加可能性（Donabedian，1988）。因此，在具体的评价过程中，主张针对这三个层次分别设立相应指标，以实现评价的全面性（Donabedian，2005）。针对卫生服务领域，结构-过程-结果模型认为卫生服务的首要目的是提高患者的健康水平，因此健康结果评价通常被认为是最重要的部分。

6.2.2　慢性病管理结构-过程-结果模型

本节采用结构-过程-结果模型，将德、法、英三国基于多部门合作的慢性病管理实践系统性分解成结构、过程和结果三个部分，并凝练相关指标体系如下。

（1）结构指标采用政策法规（三级指标为是否立法、基金来源）、服务对象（三级指标为覆盖人群、申请程序）、管理规范（三级指标为病种纳入标准、卫生服务人员准入条件、临床循证指南、服务质量目标）。

（2）过程指标采用服务提供（三级指标为服务网络）、服务偿付（三级指标为支付方式）、服务监管（三级指标为卫生服务人员、卫生服务过程、卫生服务质量）、配套激励（三级指标为对服务提供者、对慢性病患者）。

（3）结果指标采用健康结果（三级指标为健康产出、患病率、病死率等）、费用（三级指标为医疗费用）、卫生服务系统绩效（三级指标为公平性、可及性、患者参与度）。

1. 基于多部门合作的慢性病管理结构

深入分析和比较德、法、英三国社会医疗保障制度慢性病管理计划的结构指标，发现德、法、英三国的慢性病管理计划的结构由如下共同点。

（1）三国均有相应的政策、法规明确规定将慢性病管理纳入该国的社会医疗保障制度，并明确慢性病管理的基金来源。

（2）三国均规定慢性病管理计划的参与者必须是社会医疗保障制度的参保者。法国和英国的慢性病患者自动加入该国慢性病管理计划；德国由慢性病患者个人申请，由家庭医生审核和批准。

（3）三国均有指定的基层医疗机构及服务人员（一般是家庭医生或全科医生）提供慢性病管理相关服务，并有相应的慢性病管理规范。德国制定了明确的慢性病管理临床循证指南及标准，法国卫生部分别对不同的慢性病病种制定了相应的临床循证指南及标准，英国制定了一系列慢性病管理过程、结构、患者体验、附加服务考核指标等（表 6-1）。

表 6-1　德、法、英三国慢性病管理计划结构-过程-结果模型比较分析

维度	二级指标	三级指标	德国	法国	英国
结构	政策法规	是否立法	是	是	是
		基金来源	风险结构补偿计划、社会医疗保险基金	社会医疗保险基金	卫生部财政预算
	服务对象	覆盖人群	参保者	参保者	所有英国公民
		申请程序	个人申请	自动加入	自动加入
	管理规范	病种纳入标准	有	有	有
		人员准入条件	有	有	有
		临床循证指南	有	有	有
		服务质量目标	有	有	有
过程	提供	服务网络	①家庭医生；②协调医师；③专科医院；④综合医院	①全科医生；②卫生网络；③体重控制网络；④药物滥用网络；⑤糖尿病之家	①全科医生；②社区女守门人；③综合医院；④社会服务机构
	偿付	支付方式	①家庭医生：按人头付费；②专科/综合医院：按服务项目付费	①全科医生：按人头付费；②卫生网络：按服务项目付费	总额预付
	监管	服务人员	成立质量管理小组，医生定期参加培训	暂无具体监管措施	社区女守门人定期技能培训与考核

续表

维度	二级指标	三级指标	德国	法国	英国
	激励	服务过程	每3年抽查一次	不定期总结反馈意见	定期审查
		服务质量	定期审核达标情况	定期审核达标情况	定期审核达标情况
		服务人员	卫生部财政预算1%/年奖励一体化服务人员	非经济刺激手段:优先推荐、延长审核期限等	换算成点数对全科医生经济奖励
		慢病患者	免除10欧元/季度门诊费/降低药费共付率	暂无	明确规定不对患者提供任何经济激励
结果	健康	健康产出	患病率有效控制、病死率下降	患病率有效控制、病死率下降	患病率有效控制、血糖控制率上升
	费用	医疗费用	住院服务利用率降低、有效控制医疗费用	有效控制医疗费用	有效控制医疗费用
	绩效	公平性	好	好	好
		可及性	好	好	好
		患者参与度	高	高	较高

2. 基于多部门合作的慢性病管理过程

在过程方面，德、法、英三国的社会医疗保障制度慢性病管理计划有如下共同点。

（1）三国的慢性病管理服务网络均较健全。例如，德国由家庭医生、专科/综合医院的专科医生组成，其中家庭医生负责慢性病确诊、慢性病管理计划注册、慢性病管理计划制定、健康教育、患者信息记录与更新等，专科/综合医院的专科医生负责慢性病管理计划实施及急症诊疗；法国由全科医生、专科/综合医院医生、卫生网络、体重控制网络、药物滥用网络及糖尿病之家等构成，全科医生负责慢性病确诊、ALD 申请、慢性病管理计划制定、转诊；卫生网络负责慢性病患者的诊疗、健康教育、营养咨询、减肥指导、康复训练等；体重控制网络主要涉及体重控制与减肥；药物滥用网络主要负责药物滥用管理；糖尿病之家主要进行营养、行为生活方式指导等；英国由全科医生、病例管理员（社区女守门人）、综合医院医生、社会服务人员等组成，其中全科医生负责首诊、转诊、单一慢性病诊疗；社区病例管理员负责并发症病例管理；综合医院医生主要负责病重者诊疗；社会服务机构提供局部护理、生活照料、送餐、临终关怀等。

（2）德国和法国的支付方式是家庭医生/全科医生实行按人头付费，专科/综合医院的门诊和住院按服务项目付费；英国按全国统一的人均医疗费用偿付标准与初级保健信托机构辖区内人数乘积向地方初级保健信托机构进行卫生费用拨付，属于总额预付。

（3）监管方面，德国与英国均要求慢性病管理人员定期参加培训与考核。同时，对于服务过程与质量三国均有国家及地方审查。

（4）在经济激励方面，三国均对慢性病管理的服务提供人员有相应的经济激励措施和配套经费，德国对注册慢性病患者也有相应的经济激励措施。

3. 基于多部门合作的慢性病管理结果

德、法、英三国社会医疗保障制度慢性病管理计划在慢性病管理计划实施的结构和过程中很好的协调了部门利益和权责，使得各部门目标一致并各自其职、协同合作。

实践表明，在慢性病管理的结果方面，三国社会医疗保障制度慢性病管理计划均有效控制了慢性病患病率及其医疗费用，降低了患者病死率。

正是由于德、法、英三国的社会医疗保障制度慢性病管理计划在结构、过程等方面均采取了综合性规范管理措施、一步步促使慢性病管理相关利益方同时朝向慢性病管理的目标前进，才最终保证了社会医疗保障制度的慢性病管理计划取得较好的结果。

6.3 经验与启示

6.3.1 基于多部门合作的慢性病管理实践经验

1. 全民覆盖和服务网络健全是公平性和可及性的保证

德国社会医疗保险制度的覆盖率为 91%，法国社会医疗保险制度的覆盖率为 99%，英国则是全民覆盖，如此高的覆盖率保证了国民参与慢性病管理计划的公平性。

同时健全的卫生服务网络也确保了参保患者的慢性病管理可及性。此外，慢性病管理计划改良了卫生服务提供结构，提高了卫生服务系统的工作效率、部门协同性和慢性病患者的参与度，从而实现卫生服务系统绩效的整体大幅度提高。如有研究指出，法国的卫生服务系统绩效之所以被 WHO 排名第一的原因很可能是法国政府将慢性病管理有效整合进国家社会医疗保障制度（Stuart et al.，2004）。

2. 政策法规完善是慢性病管理计划顺利推行的前提

纵观德、法、英三国社会医疗保障制度慢性病管理计划的发展史，各国均在不断完善旨在促进社会医疗保障制度和卫生服务系统积极合作的政策法规。法律体系的完善从国家层面将慢性病管理纳入社会医疗保障制度，并明确了社会医疗保障制度和卫生服务系统各自在慢性病管理计划中的地位和职责。这也是实现慢性病管理公平性的重要保证。除此之外，明确的慢性病管理临床循证指南及考核标准等行业政策和管理规定成就了社会医疗保障制度慢性病管理计划的科学基础。

3. 卫生服务系统健全是慢性病管理计划实施的基本条件

卫生服务系统是社会医疗保障制度慢性病管理计划的实施者。健全的卫生服务系统使得慢性病管理的每个服务项目和环节都有对应的卫生服务人员负责提供，如德国家庭医生负责慢性病确诊、慢性病管理计划注册、慢性病管理计划制定、健康教育等。同时，慢性病患病率、致死率、致残率在病种、人群分布上存在差异，针对不同病种、不同人群特征设计相应的慢性病管理服务提供方式可以有效满足不同人群的慢性病管理需求，如法国的体重控制网络专门针对肥胖患者。此外，采取多样化的方式提高患者参与度（如“患者专家”、患者团体互助等健康教育方式）是德、法、英三国社会医疗保障制度慢性病管理计划的共同点。

4. 服务过程跟踪与质量评价是慢性病管理计划成功的关键

为了确保慢性病管理的服务质量，对慢性病管理的卫生服务人员实行规范管理也是社会医疗保障制度慢性病管理计划的重要特色。例如，对参与慢性病管理的医生、护士、社区女守门人等进行定期的培训、考核，同时对服务过程表现优秀者和服务质量评价优良者进行经济激励。不仅如此，在德国，慢性病管理计划的注册患者也享有相应的经济激励措施，以进一步增强慢性病管理计划对参保者的吸引力。为了全面、客观地反映社会医疗保障制度慢性病管理计划的服务过程、服务质量和健康结果，慢性病患者的评价意见也被纳入服务过程和服务质量考核体系，加强了对慢性病管理相关服务过程和服务质量评价的全面性。

6.3.2 欧洲慢性病管理实践对我国的启示

1. 打破部门僵局，构建基于多部门合作的慢性病管理体系

慢性病是社会医疗保障制度和卫生服务系统共同面临的严峻挑战。只有不断加强和深化多部门合作才能取得良好的慢性病管理效果。

打破部门利益固化的僵局，消除多部门合作的阻碍因素，促成多部门合作的实践，都必须首先健全相关政策法规，从而在国家意志层面促成慢性病管理相关部门合作的有利氛围、在法律条文上明确相关部门在慢性病管理计划中的地位和职责，使部门间的合作有法可依、有理可据、有章可循。

卫生服务是专业技术性很强的行业，卫生主管部门制定的慢性病管理临床循证指南及考核标准可以为慢性病各病种的管理实践提供行业管理规范与操作准绳，使其有据可依、管理有序。

目前，我国社会医疗保障制度慢性病管理计划基本还处在实验阶段，社会医疗保障制度慢性病管理计划相关政策法规尚未建立，专业的慢性病管理临床循证指南及考核标准缺乏，这也是当前我国城乡社会医疗保障制度慢性病管理计划举步维艰的主要原因之一。

2. 改良卫生服务系统，提高社会、家庭及慢性病患者的参与度

改良卫生服务系统是社会医疗保障制度慢性病管理计划成功的基本保证。从慢性病管理的病种和慢性病管理人群的筛选到慢性病患者的分级诊疗与管理、常规治疗、急症处置等，各级各类参与慢性病计划的卫生服务机构和卫生服务人员都应有明确的职责定位。

慢性病起病隐匿、迁延不愈，有些疾病不及时加以控制会迅速地进行性加重，造成严重的后果。慢性病患者的病情发展一般具有较明显的分级管理特征，因此应明确各病种慢性病患者转诊指征和程序，从而提高卫生服务系统的工作效率和部门合作的协同性。

慢性病病程长，有的长达数十年，患者容易对治疗失去信心，从而导致依

从性差，亟需家庭的支持和鼓励。同时，由于病程长，很多患者“久病成医”，在疾病控制方面有一些成功的经验可以分享，鼓励这些“专家患者”分享成功经验也可以激励其他患者遵医嘱、坚持治疗。从某种程度上说，慢性病患者的参与度直接决定了慢性病的防治效果。

社会的支持、家庭和“病友”的鼓励有助于提高慢性病患者的积极性和疾病治疗效果，坚持改变不良行为生活方式，提高自我管理意识，积极参与慢性病管理，从而提高慢性病管理的健康效果。

3. 改革支付方式，完善慢性病管理服务过程与质量评价体系

针对不同的人群，采取不同的慢性病防治策略是积极应对慢性病的重要手段。对于健康人群，应以慢性病预防为主，进行健康促进和健康教育，促其采取健康的行为和生活方式。对于慢性病高危人群（如老年人），应以定期体检、早期发现为主，并结合慢性病预防进行必要的行为和生活方式干预。

科学的支付方式可以引导卫生资源合理的流向，为了促使家庭医生/全科医生采取预防为主的措施，采取按人头付费的支付方式是非常必要的。在按人头付费的支付方式下，医生会增加预防性卫生保健服务，尽最大可能减少参保者疾病的发生，从而最大可能提高自己的收入水平。

对慢性病管理服务过程的跟踪与全面的质量评价是让基于多部门合作的慢性病管理计划始终朝向慢性病管理的健康目标前进的保证。当前我国城乡社会医疗保障制度慢性病管理方案大多仅采用基金收支、覆盖面等进行衡量，很多地方社会医疗保障机构在慢性病管理方面单纯追求扩大覆盖面和基金平衡，缺乏系统的服务过程跟踪评价指标和全面的质量评价指标，这也是客观上造成当前我国基于多部门合作的慢性病管理效果不佳的主要原因。

第 7 章　基于健康行为理论的老年痴呆症实证研究

7.1　概　　述

面对人口快速老龄化，如何积极应对严峻的老年痴呆症形势是当前我国卫生管理部门面临的重要挑战。实证研究是将国外理论和实践经验与我国国情相结合的重要手段。在明确了慢性病管理理论和国外基于多部门合作的慢性病管理实践后，进一步在我国开展老年痴呆症相关实证研究是了解当前我国老年痴呆症防治现状、积极寻求适合我国国情的老年痴呆症防治策略的重要手段。

前面的章节已经阐明了老年痴呆症社区早期预防与人群管理的重要干预方式是建立健康行为生活方式。个体健康行为理论在健康行为干预领域运用最广泛，其中知信行模式是目前最成熟的理论之一。社区是我国基层居民组织，在社区层面研究老年痴呆症早期预防、早期干预策略，构建老年痴呆症早期预防与人群管理体系，可以有效改善广大社区居民老年痴呆症相关卫生服务的可及性。

本章将采用先进的轻度认知障碍筛查技术开展社区筛查，同时将基于知信行模式研发适合我国社区居民的老年痴呆症相关知识-态度-行为量表（KAP 量表），深入研究和分析我国社区轻度认知障碍筛查阳性者、老年人群等老年痴呆症高危人群的老年痴呆症相关知识、态度、行为现况。由于老年痴呆症还涉及长期照料，而老年痴呆症患者的长期照料者主要是其家庭成员。本章还将采用定性研究方法，研究已确诊的轻度认知障碍患者的家庭成员对老年痴呆症及老年痴呆症患者长期照料等的看法。因此，本章涉及的实证研究分为两个部分：①了解已确诊的社区轻度认知障碍患者的家庭成员对老年痴呆症及老年痴呆症长期照料等的看法；②开展轻度认知障碍社区筛查，研发适合我国社区居民的老年痴呆症相关知识-态度-行为量表（KAP 量表）并了解当前我国社区轻度认知障碍筛查阳性者、老年人群等老年痴呆症高危人群的老年痴呆症相关知识、态度、行为现况。

7.2　轻度认知障碍患者家属调查

7.2.1　调查对象基本情况

2009 年 9 月 14 日，中华医学会神经内科分会候任主任委员、中国医师协会神经内科分会会长、首都医科大学宣武医院神经内科主任贾建平教授领衔的“中国医院认知调查”在全国有代表性的 42 家三级甲等综合医院神经内科同时启动了为期 3 个月的患者认知水平、日常生活能力、精神行为症状及其照料者负担状况的横断面调查（北京卫生信息网，2009）。这项调查旨在通过规范的诊断标准、标准化量表和问卷调查，得出我国大型医院门诊中痴呆患者就诊的比例、痴呆中各种亚型的分布及认知特征、诊疗模式、患者的照料模式及其照料者的经济和心理负担等数据，从而提高痴呆患者的临床治疗水平，为政府制定相关政策提供客观数据。其中，武汉大学中南医院是指定的 42 家三级甲等综合性医院之一。

本研究依托该调查，由武汉大学中南医院神经内科记忆门诊医生推荐轻度认知障碍患者家属。调查对象是经武汉大学中南医院神经内科记忆门诊确诊的居住在武汉市内的轻度认知障碍患者的家属。调查对象的纳入标准：①2009 年 9～12 月经武汉大学中南医院神经内科记忆门诊确诊的轻度认知障碍患者的家属；②≥18 周岁；③与轻度认知障碍患者共同居住，且承担照料轻度认知障碍患者的责任；④愿意且能够叙述轻度认知障碍被诊断前后的经历和体会。调查对象的排除标准：①患有重大疾病者（如严重的心或肺功能不全、肝肾疾病、重度内分泌疾病、重度感染性疾病、中毒性脑病、血液系统疾病、可引起脑功能障碍的神经系统疾病及癌症等），或由于其他原因已在生命终末期者；②长期卧床者；③调查期间因故不在社区居住（如住院、外出公干等）或人户分离者；④有精神病史者或先天精神发育迟缓者；⑤患有严重的精神障碍、抑郁症、认知损害患者；⑥过去 6 个月内确定为酒精或药物依赖者；⑦听力或言语功能严重受损无法完成访谈者；⑧不愿意参加访谈者。

在“中国医院认知调查”为期 3 个月的调查时间内，轻度认知障碍患者一旦经武汉大学中南医院确诊，随即被推荐到本研究。确定调查对象名单后，项目组通过电话预约，与调查对象商量面对面半结构深入访谈的具体时间和地点。根据访谈对象的偏好选择适宜的访谈时间和地点，一般是入户。在深入访谈开始之前，对访谈对象先进行人口社会学基本信息调查。

2009 年 9～12 月，共有 18 名轻度认知障碍患者家属被推荐到本研究组，其平均年龄为（69.5±11.1）岁，最高 85 岁，最低 41 岁。其中，13 人（72.2%）在 65～84 岁，女性有 10 人（55.6%），大多数（66.7%）是轻度认知障碍患者的配偶，离退休者 16 人（88.9%）；14 人（77.8%）受教育程度在高中及以上，其中大专及上学历 8 人（表 7-1）。

表 7-1　18 名轻度认知障碍患者家属的人口社会学特征

	人数	构成比（%）
性别		
男	8	44.4
女	10	55.6
年龄（岁）		
≤54	2	11.1
55～64	2	11.1
65～74	9	50.0
75～84	4	22.2
≥85	1	5.6
目前的婚姻状况		
未婚/离异/丧偶	2	11.1
有配偶	16	88.9
受教育程度		
未上过学	2	11.1
小学	0	0
初中	2	11.1
高中/职高/中专	6	33.3
大学专科及以上	8	44.5
现在的就业状况		
全职	1	5.6
兼职	0	0
退休在家	16	88.9

续表

	人数	构成比（%）
退休返聘	0	0
无业	1	5.6
月收入（元）		
＞3001	3	16.7
2001～3000	6	33.3
901～2000	4	22.2
900 及以下	0	0.0
不愿意回答	5	27.8
和轻度认知障碍患者的关系		
配偶	12	66.7
子女（包括儿媳、女婿等）	2	11.1
兄弟姐妹	1	5.6
其他	4	22.2

18 名患者家属中，5 人仅完成了人口社会学调查，其中 3 人在访谈中由于个人原因主动终止了访谈，2 人长期卧床。访谈工作在 2009 年 10～12 月间全部完成。最终，13 名轻度认知障碍患者家属符合研究标准并完成了面对面半结构深入访谈。这 13 名轻度认知障碍患者家属的平均年龄为（68.5±12.3）岁，最高 85 岁，最低 41 岁。其中，10 人（76.9%）65 岁及以上，女性有 7 人（53.8%），绝大多数（76.9%）是患者配偶，离退休者 11 人（84.6%）；高中及以下学历 6 人（46.2%）。轻度认知障碍患者的平均年龄为（75.2±6.6）岁，最高 87 岁，最低 62 岁，均已（离）退休。其中，12 人 65 岁及以上，占 92.3%；女性 7 人，约占一半（53.8%）；84.6%有配偶；高中及以下学历占 61.5%，大专及以上学历占 38.5%（表 7-2）。

表 7-2　13 名完成深入访谈的轻度认知障碍患者家属的人口社会学特征

	轻度认知障碍患者		患者家属	
	人数	构成比（%）	人数	构成比（%）
性别				
男	6	46.2	6	46.2

续表

	轻度认知障碍患者		患者家属	
	人数	构成比（%）	人数	构成比（%）
女	7	53.8	7	53.8
年龄（岁）				
≤54	0	0	2	15.4
55～64	1	7.7	1	7.7
65～74	7	53.8	7	53.8
75～84	4	30.8	2	15.4
≥85	1	7.7	1	7.7
目前的婚姻状况				
未婚/离异/丧偶	2	15.4	1	7.7
有配偶	11	84.6	12	92.3
受教育程度				
未上过学	0	0	1	7.7
小学	0	0	0	0
初中	6	46.2	0	0
高中/职高/中专	2	15.3	5	38.5
大学专科及以上	5	38.5	7	53.8
现在的就业状况				
全职	0	0	1	7.7
兼职	0	0	0	0
退休在家	13	100.0	11	84.6
退休返聘	0	0	0	0
无业	0	0	1	7.7
月收入（元）				
＞3001	3	23.1	3	23.1
2001～3000	3	23.1	4	30.8
901～2000	6	46.1	3	23.1
900 及以下	0	0	0	0
不愿意回答	1	7.7	3	23.1
和轻度认知障碍患者的关系				
配偶	—	—	10	76.9

续表

	轻度认知障碍患者		患者家属	
	人数	构成比（%）	人数	构成比（%）
子女（包括儿媳、女婿等）	—	—	2	15.4
兄弟姐妹	—	—	1	7.7
其他	—	—	0	0

7.2.2　访谈资料分析结果

在完成人口社会学调查后，对轻度认知障碍患者家属进行半结构深入访谈。为确保定性访谈资料的有效性和可靠性，研究组采取了多项措施，如在正式开始深入访谈之前，对调查员进行统一的系统的培训，以确保访谈方式和方法的一致性；在访谈提纲形成后，选取 2～3 名轻度认知障碍患者家属进行预调查，评估访谈过程并进一步改进访谈提纲，以确保开放性问题的适宜性。

正式开始访谈时，2 名调查员一组进行访谈，其中至少 1 人懂湖北地区方言。访谈过程持续时间为 1.5～3h。在征得访谈对象口头同意的情况下，利用录音笔等设备进行现场录音。在半结构深入访谈正式开始前，一般会先问一个比较宽泛的问题："请您说说您的家属在被确诊轻度认知障碍前后时您的经历和体会。"在访谈对象描述清楚自己的经历和体会后，几个用于更深层次理解轻度认知障碍患者家属对轻度认知障碍患者认知下降的应对策略的问题会视情况接着问出，如，"您是如何处理患者的认知功能下降的，如记忆力下降""请谈一谈您对轻度认知障碍最关心的是哪些""您认为是什么原因导致老年人认知功能下降的，包括记忆力下降""在您的家属出现记忆力持续性下降等认知功能下降的症状后，周围的邻居是怎么对待他/她的"等。

项目组采用扎根理论（Grounded Theory）对定性访谈资料进行编码分析和主题分析（Glaser et al.，1967；Strauss et al.，1997）。两名对湖北地区方言和普通话均精通的研究组成员独立将录音笔等现场录音设备中的访谈资料转录成普通话，形成 Word 文档，并与原始录音进行比较，以确保转录的准确性。三名编码者独立对转录成 Word 文档的访谈资料进行编码、归类，归纳出主题和分主题。采用开放性编码方法对访谈材料逐行编码。将编码归类并提取出主题和分主题。在研究主题找出代表绝大多数（60%以上）被访者看法和意见的"核心变量"，直至研究主题达到饱和状态，即无新的主题再出现。主题结果在三名编码者中取得一致同意后，编码本才得以最终形成。

1. 主题提取

最终，三个主题被提取出来，分别是对患者认知下降的最初认识、对轻度认知障碍诊断的体会、将认知下降看成自然衰老现象。每个主题中有若干个分主题（表 7-3）。

表 7-3　访谈资料的主题和分主题一览表

编码归类	对应的编码
对患者认知下降的最初认识	
认知下降的最初表现	记忆力下降，行为改变
对患者认知损害的自我判断	不断提醒患者
对轻度认知障碍诊断的体会	
治疗与康复	药物不起作用，和别人聊天，期待老年痴呆症相关预防知识
照料者的经历	努力维持正常生活状态
照料者的担心	未来
对“痴呆”的耻感	“老年痴呆症”叫法不好，歧视，羞愧
将认知下降看成自然衰老现象	
老年人认知下降是自然现象	人老了就是这样，正常的
没必要隐瞒病情	不介意告诉别人，只是一种病，关心患者
依然尊敬轻度认知障碍患者	和以前一样受到尊敬

2. 分主题提取

（1）对患者认知下降的最初认识

在对患者认知下降的最初认识这一主题中，两个分主题被分别提取出来，即患者认知下降的最初表现和对患者认知损害的自我判断。

1）患者认知下降的最初表现

尽管轻度认知障碍患者的症状各有所不同，但绝大多数轻度认知障碍患者家属描述的患者最初症状均是健忘。一名患者的丈夫说：

她出现相关症状有五六年的时间了，主要表现是记忆力下降，东西放在哪转身就忘，有的时候就忘记自己要干什么了。

除了记忆力下降之外，其他的认知下降表现/症状，如兴趣改变、行为改变等也被受访者提及。例如，一名患者的妻子这样描述：

大约 1 年前，我们开始发现他爱忘事，因为他在家里一贯不会耐心解释，开始家里人不确定他是忘了某事，还是压根就不想做某事；后来有一次他心血来潮没跟人说就自己从汉口去汉阳女儿家，结果走丢了，后来发动一大家子人满大街地找，在汉阳找到了，他说到了汉阳就是找不到女儿家，其实找到他的地方离女儿家还有点远。后来家里人才重视他的记忆力问题，再也不让他自己一个人上街了。他的另一个表现就是行为改变，原来喜欢骑自行车，把骑自行车当个运动，没事就骑车到处逛，去花鸟市场、到街边看别人下棋之类的，突然就不喜欢骑了；然后没有什么原因突然信起佛来，也不叫信佛，就是自己在家里烧香，拜只有他自己知道的佛，一天好几次，还老是说看见佛呀、听见神仙说话呀什么的。家里人说他搞封建迷信他就跟你急。

另一名患者的丈夫这样描述：

2007 年，她开始出现记忆力下降，有时有幻觉。然后，社交能力下降，原来她喜欢去老年大学学习电子琴，突然没什么兴趣，不愿去学了。爱忘事，短时记忆不好。午睡起床后不知道是上午还是下午……

同样，还有一名患者的丈夫这样说：

她以前自己会洗衣服和床单等，原来家里一直也都是她洗碗，她说别人洗不干净。近半年来，她洗碗会洗一半就扔在那儿，脏碗和干净碗搁一块儿。（我）就不让她洗了，家里大件的被套、床单等东西现在也不让她洗了，她弄不清楚。

2）对患者认知损害的自我判断

绝大多数受访者反映他们不会很重视轻度认知障碍患者的认知下降相关表现/症状，更不会主动带他们去医院就诊，除非有什么提醒他们患者的表现可能是一种疾病。例如，一名患者的妻子这样说：

他记性变差，事情转眼就忘了。有的时候事情做了一半就忘了，如开关忘了关、插销忘了拔。以前也没有因为这个看过医生，看了报纸才来中南医院的。

另一名患者的丈夫说：

2007 年她开始出现症状，开始是爱丢东西，然后越来越频繁。刚开始没有在意，丢了就丢了呗。结果 2007 年年底过年的时候，她突然发现她的贵重首饰也丢了，家里人都帮着找也没找到，她怎么也不记得放到哪里去了。这才觉得她的记性真的有问题了。

（2）对轻度认知障碍诊断的体会

在这个主题下，四个分主题分别被提取出来，分别是治疗与康复、照料者的经历、照料者的担心、对“痴呆”的耻感等。

1）治疗与康复

多数受访者反映医生开的处方药物（中药或西药）均无助于缓解患者认知能力下降引起的相关症状。一名患者的丈夫这样说：

她这样（的症状）有两三年的时间了。（后来），（我们）去看了医生，开了西药，但是好像没有什么效果。

另一名患者的丈夫说：

2008 年 4 月，她在中南医院就诊，认为是轻度认知障碍，开始吃药，主要是中成药，扩血管和营养脑细胞，好像没什么用……

绝大多数受访者会鼓励患者多出去和别人交流，因为他们相信社会交往对改善和促进认知健康会有帮助。一名患者的妻子说：

我当然非常愿意（他出去）了。每天早晨和晚上，（我）都和他出去散步。有的时候（我会）叫他在门口转转，和街坊邻居聊聊天。要不然（他）老是一个人，病得更快。

一名患者的丈夫说：

（我）非常愿意她多出去活动，和人聊天。但是她出去后会找不到回家的路，所以出门必须有我的陪同。但只要她想出去，想多和人交往，我都愿意陪她。这样对她的病情是有好处的。

同样，一名患者的儿子这样说：

（我们）愿意他出去活动，和大家聊聊天，多活动可以锻炼身体，缓和心情，缓解病情。

另一名患者的丈夫说：

我非常愿意她出去走走，和别人多说说话。每天早上、晚上我都拉着她出去走，一般在公园或者家附近后面的山上，（一直）走到出汗。（我）也希望她经常出去和邻居说说话，因为听说这个病多交流对缓解病情有帮助。

由于目前尚无有效的临床治疗方法，相关的预防知识开始为大多数患者家属所期待。例如，一名患者的妹妹说：

我的父母均已过世，母亲死于老年痴呆症，虽然，我的姐姐目前还没有出现任何（严重的）症状，但是（我）非常担心将来有一天自己也会像母亲和姐姐一样。因此（我）对于如何预防痴呆、延缓病情进展有非常浓厚的兴趣，很欢迎你们（指研究者和调查者）的来访，希望能够保持联系。

一名患者的丈夫说：

……医生只有诊断和开药，没有系统的讲解，如没有饮食、保健方面的讲解……

2）照料者的经历

多数受访者都反映他们日常的主要任务就是帮助患者维持日常生活。一名患者的妻子说：

（我每天）主要是招呼他吃饭、陪他出去溜达，再就是出去购物、买菜。他现在基本上还是能自己照顾自己……你跟他把东西准备好，他自己可以给自己做饭，早上起床梳洗也可以自己做……

一名患者的丈夫说：

（我们）几乎每天都在一起。主要照顾她吃药、吃饭、散步、买菜、休息、看电视。她自己可以做家务，大部分家务都是她完成。一般来说，早上起来我和老伴一起买菜，我帮着提菜、择菜、做饭，大部分上午时间都在厨房。下午（我们）一起去打打牌，打着好玩，打得小（赌资），有时玩纸牌，有时打麻将。每天晚上的时候，陪老伴一起出去走走，晚上就待在家里看电视。

同样，一名患者的妹妹说：

现在她独自一人在家基本生活尚可自理，会自己做饭、洗衣服，收拾屋子都可以，就近去菜场买点小菜也可以；但出门购物、从一个地方去另一个远一些的地方有一定困难，可能迷路或忘了要出门干什么。因此，我的主要任务是不定期地去姐姐家里帮她购物、陪她出去，去较远的地方办事或陪她就近散步，活动一下……

3）照料者的担心

一些受访者，特别是那些配偶表达了他们对未来的担心，即随着他们自己年龄的逐年增加，他们自己的照料能力也在逐年减弱，当他们自己老到没有能力再继续照料轻度认知障碍患者时，这些需要照料的家人该怎么办？一名患者的丈夫这样说：

好在她目前生活基本自理……我自己患有肾癌，一年前已做手术，现定期复查，最近 1 次复查血液指标有异常还没有时间去详细检查。此外，我自己还患有糖尿病、前列腺炎，以及由于肾癌放疗导致的贫血。我们俩的退休金都在 4000 元/月左右，但由于疾病缠身，家里经济状况并不好，基本没有什么结余。……我比较担心的是两个孩子都住得挺远，一旦我们俩在家里出点什么事都没人知道……我最希望能够找到一个合适的老年公寓或者老人院，能够让我和老伴住。要两个人一起住，老年公寓要提供照料人员，提供一日三餐，单独的住所，能够提供基本的康复、理疗服务。收费 4000 元/月左右，反正我们的收入都给他们，他们负责照顾我们就好了。我们楼上的说粮道街（附近的一处地名）有一个养老院，但我去看了，条件太差，而且不包括医疗护理。

一名患者的女儿这样说：

总的来说，（我）现在照顾我母亲没什么太大的困难。她退休前是正处级干部，退休后每个月工资有 4000 多元，也有公费医疗，基本上生活费和医疗费不用怎么担心。老太太的症状还不严重，也不会到处乱跑。如果真要说困难的话，可能就是我自己本身也年纪大了，有时候要帮老人上厕所，或者洗澡什么的，有点力不从心，很怕摔倒。有时候帮老人洗完澡都会气喘吁吁……

4）对“痴呆”的耻感

绝大多数受访者将认知下降类疾病称之为“痴呆”。很多受访者似乎对这个中文疾病名称比对认知下降疾病本身的反应更强烈。例如，一名患者的女儿说：

……老人生病又不是干了什么丑事。我感觉“痴呆”这种叫法不是很好，有点歧视的意味……

另一名患者的女儿这样说：

因为（我母亲）刚被诊断出来，医生说这种情况将来就是痴呆，但我们家的人都不能接受“痴呆”这个诊断，请在访谈时，在我父母面前说是“记忆力障碍”……这个诊断是医生说的，我们自己觉得好像没有那么严重。

（3）将认知下降看成自然衰老现象

在这个主题中，三个分主题被分别提取出来：老年人认知下降是自然现象、没必要隐瞒病情、依然尊敬轻度认知障碍患者。

1）老年人认知下降是自然现象

绝大多数受访者认为老年人的认知功能下降是人体正常的老化现象，包括人老了以后记忆性下降等。他们经常提到：“人老了就是这样”或“是正常的”。一名患者的女儿这样说：

很多老人都是这样的，正常现象。她只是记忆力有了一些问题，但人老了，自然规律，我们应该更加尊重她、关心她……

一名患者的儿子说：

老人年纪大了，患上这病，表现出这些症状，是正常的。他有时会无缘无故地发脾气，有的时候（我们）觉得他的行为很好笑。但没有针对这种情况去找过医生，觉得这种事情过去了就好了，没有必要看医生，也没有必要去寻找什么帮助，帮也帮不了，这是一个自然过程。

2）没必要隐瞒病情

尽管绝大多数受访者不喜欢“老年痴呆症”这个中文疾病名称，但他们都表示“没有必要隐瞒（患者的）病情”及“不介意外人知道（患者的）患病情况”。一名患者的丈夫说：

生病是正常的事情，没有必要隐瞒……

另一名患者的丈夫说：

（我）完全不介意让别人知道。她生了这个病，我们应该更关心爱护她，别人知道了也没什么。相反，有时候我会先告诉别人她的情况，这样，万一她做了什么让人觉得尴尬的事，人家也能理解。

一名患者的女儿说：

很多老人都是这样的，正常现象……我完全不介意让别人知道。老人生病又不是干了什么丑事……

一名患者的儿子说：

没有隐瞒的必要，老人患病是正常的事情……

3）依然尊敬轻度认知障碍患者

基于老年人的认知功能下降是自然衰老现象的共识，所有受访者感觉患者“和以前一样受到人们的尊敬”。一名患者的女儿说：

她当然还是像以前一样受人尊重。为什么会不受人尊重呢？不论是外人还是家里人，都和从前一样尊重她。儿子、女儿和孙子、孙女都很尊重老太太，什么事情都还很尊重她的意见，外人见到老太太也会很有礼貌地打招呼。并没有因为老人的病对她说闲话或是躲着她。

一名患者的丈夫说：

她还是像以前一样受人尊重。外面的人碰到她都还很愿意和她聊天。她个性比较随和开朗。家里人那更是像以前一样对待她了。

一名患者的儿子说：

……我们社会应尊重老人，尤其是自己的父母……不存在不被尊重的问题……

7.3 轻度认知障碍筛查

7.3.1 筛查对象选取

轻度认知障碍社区筛查（简称 MoCA 筛查）采用的是可快速筛查轻度认知障碍的蒙特利尔认知评估量表（Montreal Cognitive Assessment，MoCA）。MoCA 筛查对象的纳入标准：①在所调查社区居住 6 个月及以上的武汉市户籍人口；②≥65 且≤84 岁。MoCA 筛查对象的排除标准：①患有重大疾病者（如严重的心或肺功能不全、肝肾疾病、重度内分泌疾病、重度感染性疾病、中毒性脑病、血液系统疾病、可引起脑功能障碍的神经系统疾病及癌症等），或由于其他原因已在生命终末期者；②有脑卒中病史或严重的脑外伤病史；③长期卧床者；④调查期间因故不在社区居住（如住院、外出公干等）或人户分离者；⑤有精神病史者或先天精神发育迟缓者；⑥患有严重的精神障碍、抑郁症或已确诊的痴呆患者；⑦过去 6 个月内确定为酒精或药物依赖者；⑧视力、听力或言语功能严重受损无法完成筛查者；⑨不愿意参加筛查者。

7.3.2 筛查量表简介

蒙特利尔认知评估量表（MoCA）经过国外临床探索和证实，是快速筛查轻度认知障碍患者的评定工具。它是在简易精神状态量表（Mini-Mental State Examination，MMSE）的基础上不断改良并于 2004 年 11 月确定的最终版本。目前已被翻译成 20 余种语言版本，我国于 2006 年引进 MoCA，并结合中国人语言习惯做了部分修改。例如，在视空间执行功能中，将连线试验中的“A、B、C、D、E”改成“甲、乙、丙、丁、戊”；在注意力项目中，将在系列英文字母中找到“A”改为在系列阿拉伯数字中找到“1”；在语言流畅性中，将说出 11 个以上以“F”为开头的单词改为说出 11 个以上动物的名称。

MoCA 覆盖注意力、执行功能、记忆、语言、视空间结构技能、抽象思维、计算力和定向力等认知域，目前是一线医生筛查轻度认知障碍患者的新型简便工具，每例耗时 10min 左右。MoCA 共 30 项，其评分标准是把右侧栏目中各项得分相加即为总分，满分 30 分。英文原版应用结果表明，MoCA 评分痴呆为 11.4～21.0，轻度认知障碍为 19.0～25.2，两者之间有一定重叠（贾建平，2010）。如果受教育年限≤12 年则总分加 1 分，最高分为 30 分。≥26 分属于正常，<26 分说明已经出现认知损害。

国内外研究发现，在同时以 26 分为界值时，MoCA 区别正常老年人和轻度认知障碍、正常老年人和轻度老年痴呆症的敏感度分别为 90%和 100%，明显优于 MMSE（分别为 18%和 78%）；同时特异度较好（87%）且与 MMSE 的特异度无明显差异（Hoops et al.，2009；Nasreddine et al.，2005；温洪波等，2008；孙云闯等 2011；李海员等，2009；易刚等，2011）。目前国内尚没有公认的 MoCA 中文版的年龄和文化程度校正的常模。因此，本研究中筛查轻度认知障碍的界值是 19～25 分。

7.3.3　筛查量估计

筛查量估计采用对率做抽样调查时的样本量的估计公式（李立明，2002），即

$$n=\left(\frac{\mu_{\alpha}}{\delta}\right)(1-p)p \qquad (7\text{-}1)$$

式中：n 为所需样本量；

α为显著性检验水平，一般为 0.05；

u_{α}为正态分布中累积概率等于$\alpha/2$ 时的μ值，如$\mu_{0.05}$=1.96，$\mu_{0.01}$=2.58；

δ 为容许误差，一般取总体率 100（1−α）%可信区间宽度的一半；

p 为待评价筛检方法的灵敏度（sensitivity，SN）或特异度（specificity，SP）的估计值。

在估计病例组样本含量时，p 值代表灵敏度的估计值，在估计非病例组（对照组）的样本含量时，p 值是特异度的估计值。如果 p 是一个范围，则取最靠近 50%的值。假定 p 为 10%～30%，则取 p=0.30；假定 p 为 40%～80%，则取 p=0.50；如果对 p 一无所知，则取 p=0.50。此公式的应用条件是要求灵敏度和特异度均接近 50%。当灵敏度和特异度均接近 0 或 100%时，样本率的分布呈偏态，此时需要对 p 进行 $\sin^{-1}\sqrt{p}$ 转换，即样本量的估计公式为

$$n=\left[\frac{57.3\mu_{\alpha}}{\sin^{-1}\left(\delta/\sqrt{p(1-p)}\right)}\right]^2 \qquad (7\text{-}2)$$

已知轻度认知障碍患病率随年龄上升而增加，患病率呈现偏态分布，因此，本研究中样本量适用式 7-2。实际上，根据式 7-1 和式 7-2 的计算结果相差不大，由于式 7-1 计算简便，实际工作中多选择式 7-1 来估计样本量，本研究中同样选用式 7-1 进行样本量估算。

综合国内外研究结果，MoCA 筛查轻度认知障碍的敏感度一般均在 80%及以上，特异度一般在 70%及以上。以中国 60 岁及以上老年人群中轻度认知障碍的患病率为 12.7%（95% CI：9.7%～16.5%）（Nie et al.，2011），δ 取总体率 100（1–α）%可信区间宽度的一半，即 δ=0.03。将 MoCA 筛查轻度认知障碍的敏感度 p=0.80 和特异度 p=0.70 分别代入式 7-1，取 n 值大者，即 n=897，考虑 20%的失访率，将样本量增加至 1122 人。本调查在 2 个合作街道进行取样，每个街道至少抽取 561 人。

7.3.4 抽样设计

分别调取首义路社区卫生服务中心和红钢城社区卫生服务中心辖区人口资料，将自然社区按实际入住人口数从高到低进行排序。采取整群抽样，设置随机种子数为 20 000，用 Excel2003 相应程序产生随机数字，从大到小抽取。以 2010 年第六次全国人口普查中显示的武汉市人口年龄结构（65 岁及以上比例为 8.13%）为基础（中国统计信息网，2011），计算各社区老年人口基数，结合老年人口实际流动情况抽取样本社区，直至满足所需筛查样本量。

按照武汉市行政区划，首义路街道下辖 13 个社区，分别是过街楼、武南村、站前、大东门、千家街、武昌路、长湖北村、长湖南村、财大、七零一所、七一九所、老车站和江零社区。其中，七零一所和七一九所为保密社区，武昌路正在全面拆迁，社区居民分散，故自然社区抽样从剩下的 10 个社区中进行，最终抽得武南村社区。红钢城街道下辖 11 个社区，分别是二街、三街、四街、五街、六街、七街、八街、九街、十街、十九街和临江港湾社区。其中，十街和临江港湾正在拆迁，故自然社区抽样从剩下的 9 个社区中进行，最终抽得三街、七街和五街社区。最终选定社区轻度认知障碍患者筛查（简称 MoCA 筛查）对象是首义路武南村、红钢城三街、七街和五街的武汉市户籍老年人。

7.4 老年痴呆症 KAP 量表编制与评价

7.4.1 老年痴呆症 KAP 量表编制

1. KAP 量表编制方法简介

科学研发老年痴呆症相关知识-态度-行为量表（KAP 量表）是准确了解和把握当前我国社区居民老年痴呆症相关知识、态度、行为现况的前提。编制老年痴呆症相关知识-态度-行为量表主要采用了以下步骤。

（1）形成备选条目池。依据轻度认知障碍患者家属的半结构访谈结果，结合查阅文献、咨询专家，根据研究目的和施测对象的特点，确定与老年痴呆症 KAP 量表相关的可操作化定义及其构成，从老年痴呆症相关知识、态度、行为三个维度撰写条目，形成条目池。

（2）评分等级及分数合成。所有计分条目均为单选。知识维度评分标准：错误和不知道为 0 分，正确计 1 分。态度和行为维度采用 Likert 等距评分法进行测量，正向条目按 1、2、3、4、5 计分，逆向条目反向计分，即 5、4、3、2、1。每个维度的条目得分累计相加之和为维度得分，三个维度得分累加之和为 KAP 量表总得分。

（3）条目筛选。第一轮预调查收集数据进行项目分析，分析每一个题目是否能正确地测量想要测量的问题，并能鉴别个体差异。剔除未达显著性水平的条目，净化量表，完成条目筛选。条目筛选一般采用离散程度法、相关系数法、区分度分析和克朗巴赫系数法四种联合筛选条目（郝元涛等，2004；王宏等，2006）。①离散程度法：从敏感性角度挑选指标。为消除各条目量纲不同及均数相差较大的影响，一般采用变异系数作为衡量离散程度的指标。条目的变异度太小，用于评价时区辨力就差，即条目的灵敏性不高，条目的变异度太大，意味着条目中有极端值存在。因此，一般在各条目中挑选变异系数介于最小与最大值之间的条目予以保留。本调查表条目的选项多为有序分类变量，条目得分基本呈正态分布，因此，用各条目得分的标准差来衡量其离散程度。删除条目标准为 SD≥1.0 或 SD≤0.4。②相关系数法：反映条目的代表性，用各条目与维度得分的相关系数表示。如果条目得分与所在维度得分的相关系数的绝对值较大，且有统计学意义，与其他维度得分的相关系数无统计学意义或绝对值较小则予以保留。条目与本维度相关系数＜0.4 者考虑删除，与两个或两个以上维度相关系数≥0.4 者也考虑删除。③区分度分析：反映条目的鉴别能力。将受试对象按总得分高低排序，得分最高的 27%个体组成高分组，得分最低的 27%个体组成低分组，t 检验比较各条目高分组与低分组的得分，差别无统计学意义（α=0.05）的条目考虑删除。反之，予以保留。④克朗巴赫系数（Cronbach's Alpha）法：从内部一致性的角度对条目进行筛选，反映了条目间相关程度，这些条目应该反映同一概念的不同侧面。计算某一维度的克朗巴赫系数，比较去除其中某一条目后系数的变化。如果某条目去掉后系数有较大上升，则说明该条目的存在有降低该方面内部一致性的作用，应该去掉；反之则保留。

2. 老年痴呆症 KAP 量表编制过程

2011 年 2～5 月，项目组开始进行 KAP 量表编制。通过系统性查阅相关文献，结合定性访谈分析结果，项目组从知识、态度、行为三个维度撰写条目，形成备选条目池，共计 77 个条目。其中，知识维度 43 个条目（K1～K43），主要包括老年痴呆症相关疾病症状与体征、病程特点、防治要点等；态度维度 17 个条目（A44～A60），主要包括对老年痴呆症这种疾病的态度、对老年痴呆症患者的态度、长期照料方式及对相关社会支持的态度等；行为维度 17 个条目（P61～P77），主要包括日常饮食、运动、社会及休闲娱乐活动等相关的健康行为。

随后，项目组就备选条目池咨询相关专家，筛除不重要或意义不明确的条目如下：K1、K21、K22、K31、K33、K35、A45、A46、A47、A49、A58、P63、P70、P77，共计 14 个条目。剩余 63 个条目，形成初步 KAP 量表，进行重新编码，知识维度：K1、K2、K3、K4、K5、K6、K7、K8、K9、K10、K11、K12、K13、K14、K15、K16、K17、K18、K19、K20、K21、K22、K23、K24、K25、K26、K27、K28、K29、K30、K31、K32、K33、K34、K35、K36、K37；态度维度：A38、A39、A40、A41、A42、A43、A44、A45、A46、A47、A48、A49；行为维度：P50、P51、P52、P53、P54、P55、P56、P57、P58、P59、P60、P61、P62、P63。

2011 年 3 月 10～31 日进行第一次预调查，进行条目筛选，开展项目分析。由项目组成员现场发放问卷并回收。共计发放问卷 110 份，有效回收 104 份，有效回收率 94.5%。共有 104 人参加本次调查，其中男性 48 人，占 46.2%；女性 56 人，占 53.8%。55 岁及以上者共有 75 人，占 72.1%。78.8%的被调查者有配偶。最高学历水平为高中/职高/中专者占比最高，达 30.8%，最高学历水平为初中及以下者占 57.7%（表 7-4）。

表 7-4　第一次预调查对象的人口社会学特征

	人数	构成比（%）
性别		
男	48	46.2
女	56	53.8
年龄（岁）		
18～34	1	1.0
35～44	7	6.7
45～54	21	20.2
55～64	33	31.7
65～74	24	23.1
75～84	16	15.4
85～	2	1.9
受教育程度		
未上过学	9	8.7
小学	18	17.3
初中	33	31.7
高中/职高/中专	32	30.8
大学专科及以上	12	11.5
目前的婚姻状况		
未婚	2	1.9

续表

	人数	构成比（%）
有配偶	82	78.8
离异	6	5.8
丧偶	14	13.5
（曾）从事的主要职业		
国家机关、党群组织、企事业单位负责人	10	9.6
专业技术人员	11	10.6
办事人员和有关人员	32	30.8
农、林、牧、渔、水利业生产人员	6	5.8
商业、服务业人员	19	18.3
生产、运输设备操作人员及有关人员	21	20.2
军人或学生	0	0.0
料理家务	5	4.8
其他	0	0
月收入（元）		
＞3001	34	32.7
2001～3000	31	29.8
901～2000	9	8.7
900 及以下	7	6.7
不愿意回答	23	22.1
参保情况		
城镇居民基本医疗保险	34	32.7
城镇职工基本医疗保险	52	50.0
新型农村合作医疗	3	2.9
商业医疗保险	3	2.9
公费医疗	3	2.9
劳动保险	0	0
未参加任何保险	9	8.7

对第一次预调查数据进行项目分析，结合专家意见和建议，以净化、进一步筛选和修正 KAP 量表条目。采用离散程度法、相关系数法、区分度分析和克朗巴赫系数法 4 种方法进行项目分析。其中，4 种方法均选中者入选，条目

筛查结果见表 7-5。

表 7-5　条目筛选结果（√为入选，×为删除）

条目	筛选方法				最终筛选结果
	离散程度法	区分度分析（*t* 检验）	相关系数法	克朗巴赫系数法	
K1	×	×	√	√	×
K2	√	√	√	√	√
K3	√	×	√	√	×
K4	√	√	√	√	√
K5	√	×	√	√	×
K6	×	×	√	√	×
K7	×	×	×	√	×
K8	×	×	×	×	×
K9	×	√	√	√	×
K10	√	√	√	√	√
K11	√	√	×	×	×
K12	√	×	√	√	×
K13	×	√	×	√	×
K14	×	√	×	√	×
K15	×	√	×	√	×
K16	√	√	×	√	×
K17	×	×	×	×	×
K18	√	×	×	√	×
K19	√	√	×	√	×
K20	√	√	×	×	×
K21	√	√	√	√	√
K22	√	√	√	√	√
K23	√	√	√	√	√
K24	√	√	√	√	√
K25	×	√	×	√	×
K26	√	√	×	×	×
K27	√	×	×	√	×
K28	√	√	√	√	√

续表

条目	筛选方法				最终筛选结果
	离散程度法	区分度分析（t 检验）	相关系数法	克朗巴赫系数法	
K29	√	√	×	√	×
K30	√	√	×	√	×
K31	√	×	×	√	×
K32	√	√	×	√	×
K33	√	×	×	×	×
K34	√	√	√	√	√
K35	√	√	×	√	×
K36	√	√	√	√	√
K37	√	√	×	×	×
A38	√	√	×	√	×
A39	√	√	×	√	×
A40	√	√	√	√	√
A41	√	√	√	√	√
A42	×	×	×	×	×
A43	√	√	√	√	√
A44	√	√	√	√	√
A45	√	√	√	√	√
A46	√	√	×	√	×
A47	√	√	√	√	√
A48	√	√	√	√	√
A49	√	√	√	√	√
P50	√	√	√	√	√
P51	√	√	√	√	√
P52	√	×	×	×	×
P53	×	×	×	×	×
P54	√	√	×	√	×
P55	√	×	×	×	×
P56	√	√	√	√	√
P57	√	√	×	×	×
P58	√	×	×	√	×

续表

条目	筛选方法				最终筛选结果
	离散程度法	区分度分析（t检验）	相关系数法	克朗巴赫系数法	
P59	√	√	√	√	√
P60	√	√	×	√	×
P61	√	×	×	√	×
P62	√	√	×	√	×
P63	√	√	√	√	√

注：区分度分析（t检验）和相关系数法 α=0.05，双侧检验。

23个条目入选，知识维度（10个条目）：K2、K4、K10、K21、K22、K23、K24、K28、K34、K36；态度维度（8个条目）：A40、A41、A43、A44、A45、A47、A48、A49；行为维度（5个条目）：P50、P51、P56、P59、P63。

再次咨询相关专家，对KAP量表条目进一步修改和完善，确保KAP量表条目设计合理、量表内容效度良好。知识维度条目进一步浓缩，剔除K2、K4、K28、K34、K36，态度维度剔除A48、A49，行为维度剔除P63，将P51拆分为两个条目，保留反映社区活动参与情况的P61。

最终，KAP量表的条目总共有17个条目，其中知识5个条目，态度6个条目，行为6个条目。重新将条目进行编码，得到：K1、K2、K3、K4、K5、A6、A7、A8、A9、A10、A11、P12、P13、P14、P15、P16、P17。其中，A6用于探索被调查者对老年痴呆症病因的看法，A11用于探索其对老年痴呆症患者的友善意愿，P15主要探索其社会活动参与情况，P16用于了解其身体锻炼情况，P17主要了解个人兴趣爱好情况，均不参与计分。参与计分的条目共计12条，知识维度有K1、K2、K3、K4、K5，态度维度有A7、A8、A9、A10，行为维度有P12、P13、P14。

7.4.2 KAP量表的评价

1. KAP量表评价方法简介

KAP量表编制完成后，进行第二次预调查，评价KAP量表的信度和效度。信度选用重测信度和内部一致性信度克朗巴赫系数测量；效度主要从内容效度、区分效度和结构效度三个层面进行测量。

测量信度的指标：①重测信度法：用同一问卷对相同对象进行两次测量，如果两次测量结果的一致性好，则说明问卷的重测信度好。两次测量的间隔时间视具体情况而定，一般为 1～4 周，样本量通常为 20～30 人。②内部一致性信度克朗巴赫系数：当一份量表可以分成几个不同维度的分量表时，应分别计算每个分量表的内部一致性信度，否则会降低问卷的内部信度。一般而言，克朗巴赫系数系数＞0.8 表示内部一致性信度极好，在 0.6～0.8 表明较好，低于 0.5 表示较差。

测量效度的指标：①内容效度：是一个主观指标，指组成量表的各条目是否涵盖了想要测量的内容的各个方面，如 KAP 量表是否真正涵盖了相关知识、态度和行为三个方面，如果包括了这三个方面，则内容效度较好。同时，每个条目与所属维度得分及量表总得分的相关系数越大，也可以说明问卷的内容效度越好。②区分效度：通过分析不同年龄、性别、受教育程度等调查对象间的差异是否具有显著性来进行评价。如果显著，说明问卷区分能力较好。③结构效度：指问卷是否含有理论上期望的特征，包括问卷测量结果与理论上测量结果的平行程度，问卷评价的现象与其他现象的独立性及问卷结果是否符合该问卷要评价现象的有关理论预测。结构效度常用因子分析进行评价，因子分析的目的是想了解属于某分量表（维度）的条目是否如预测那样集中在一个因子里。做因子分析时，预测因子的数目须事先确定，然后再与因子分析的因子数目做比较。一般而言，如量表的公因子能解释 50%以上的变异，且每个条目在相应的因子上有足够强度的负荷（一般≥0.4），则认为该量表有较好的结构效度。

2. 老年痴呆症 KAP 量表信度和效度

2011 年 8～9 月，项目组依托首义路和红钢城社区卫生服务中心在辖区范围内进行的 65 岁及以上老年人健康体检活动，分别在武汉市武昌区目的性抽取首义路武南村社区 141 人、站前社区 58 人和红钢城街道三街社区 75 人、五街社区 60 人、七街社区 29 人，共计 363 人进行第二次预调查。

由项目组成员当场发放问卷并回收。共计发放问卷 363 份，有效回收 363 份，有效回收率 100.0%。共有 363 人参加本次调查，其中男性 169 人，占 46.6%；女性 194 人，占 53.4%。55 岁及以上者共有 351 人，占 96.7%，其中 55～64 岁者共计 248 人，占 68.3%。74.7%的被调查者有配偶。

由于第二次预调查的调查对象中 55 岁及以上者占的比例相对于第一次预调查的调查对象有所提高，而 55 岁及以上人群中通常受教育程度比较低，因此第二次预调查的调查对象的受教育程度相对于第一次预调查的调查对象而言比较低，其中最高学历为初中者高达 28.7%，高中/职高/中专及以上学历者仅占 20.3%（表 7-6）。

表 7-6　第二次预调查对象的人口社会学特征

	人数	构成比（%）
性别		
男	169	46.6
女	194	53.4
年龄（岁）		
18～34	3	0.8
35～44	5	1.4
45～54	4	1.1
55～64	248	68.3
65～74	44	12.1
75～84	40	11.0
85～	19	5.2
受教育程度		
未上过学	91	25.1
小学	94	25.9
初中	104	28.7
高中/职高/中专	33	11.8
大学专科及以上	31	8.5
目前的婚姻状况		
未婚	2	0.6
有配偶	271	74.7
离异	5	1.4
丧偶	85	23.4
（曾）从事的主要职业		
国家机关、党群组织、企事业单位负责人	24	6.6
专业技术人员	101	27.8

续表

	人数	构成比（%）
办事人员和有关人员	29	8.0
农、林、牧、渔、水利业生产人员	46	12.7
商业、服务业人员	41	11.3
生产、运输设备操作人员及有关人员	76	20.9
军人或学生	5	1.4
料理家务	30	8.3
其他	11	3.0
月收入（元）		
＞3001	18	5.0
2001～3000	46	12.7
901～2000	197	54.3
900 及以下	82	22.6
不愿意回答	20	5.5
参保情况		
城镇居民基本医疗保险	47	12.9
城镇职工基本医疗保险	237	65.3
新型农村合作医疗	26	7.2
商业医疗保险	1	0.3
公费医疗	5	1.4
劳动保险	0	0
未参加任何保险	47	12.9

根据第二次预调查问卷，进行数据分析，研究 KAP 量表的信度和效度情况。首先，分别对 KAP 量表及其知识、态度、行为三个维度开展信度的评价，主要采用重测信度和克朗巴赫系数评价信度。数据分析结果显示，知识维度的内部一致性极好（α=0.836），态度维度（α=0.694）、行为维度（α=0.593）及 KAP 量表（α=0.645）的总体一致性较好。随后的 2 周内，选择 30 名参加首次调查的首义路街道武南村社区居民进行调查问卷重测。重测结果显示，KAP 量表及其知识、态度、行为三个维度的重测信度极好（表 7-7）。

表 7-7　KAP 量表及各维度的信度

维度	重测信度	克朗巴赫系数
知识	0.972***	0.836
态度	0.969***	0.694
行为	0.988***	0.593
KAP 量表	0.987***	0.648

注：α=0.05，双侧检验；*p<0.10，**p<0.05，***p<0.01。

（1）内容效度

经专家论证，该 KAP 量表较好地涵盖了想要测量的老年痴呆症相关知识、态度和行为，内容效度较好。预调查数据显示，条目与所属维度的相关系数均在 0.6 以上，且 $p<0.01$，条目与量表的相关系数介于 0.39～0.58，且 $p<0.01$，这也可以说明问卷的内容效度较好（表 7-8）。

表 7-8　各条目与所属维度及 KAP 量表的 Pearson 相关系数

条目	知识	态度	行为	KAP 量表总分
K1	0.734***			0.467***
K2	0.813***			0.453***
K3	0.771***			0.391***
K4	0.802***			0.403***
K5	0.766***			0.450***
A7		0.794***		0.483***
A8		0.774***		0.480***
A9		0.696***		0.489***
A10		0.620***		0.419***
P12			0.681***	0.552***
P13			0.774***	0.571***
P14			0.773***	0.561***

注：α=0.05，双侧检验；*p<0.10，**p<0.05，***p<0.01。

（2）区分效度

根据第二次预调查问卷数据，进行不同年龄组别间比较和不同受教育年限组别间比较，结果发现 65 岁及以上年龄组的总得分、知识和态度维度得分均低于 64 岁及以下年龄组，差异具有显著性。同时，将被调查人群按受教育年限分成两组,发现受教育年限＞12 年组的总得分和各维度得分均高于受教育年限≤12 组,差异具有显著性。这些都说明该 KAP 量表的区分效度良好(表 7-9)。

表 7-9　各维度得分和总得分的组间比较

组别		例数	KAP 总分	知识	态度	行为
年龄	＜65 岁	260	27.43±5.44	3.10±1.86*	15.17±2.77**	9.16±3.52
	≥65 岁	103	26.50±5.62	2.72±1.96	14.38±3.09	9.41±3.18
受教育年限	≤12 年	332	26.83±5.44***	2.92±1.91**	14.83±2.89**	9.08±3.44***
	＞12 年	31	30.77±4.86	3.81±1.47	16.13±2.58	10.84±2.84

注：α=0.10，双侧检验；*p＜0.10，**p＜0.05，***p＜0.01。

（3）结构效度

应用因子分析评价 KAP 量表的结构效度。KMO 值（Kaiser-Meyer-Olkin）是对验证数据能否进行因子分析的重要标准。KMO 值越大，表明变量间的共同因子越多，当 KMO 的值小于 0.5 时，不宜进行因子分析，一般来说 KMO 的值应高于 0.7 才行。此处的 KMO 值为 0.702，且 Bartlett 球形检验的 p 值为 0.000，说明适合进行因子分析（表 7-10）。

表 7-10　KMO 值及 Bartlett 球形检验

KMO 值		0.702
Bartlett 球形检验	Approx. Chi-Square	1535.843
	df	66
	Sig.	0.000

采取主成分法和方差最大正交旋转法提取公因子。提取 3 个特征根大于 1 的因子，累积方差贡献率为 58.089%。提取的 3 个公因子和三个维度相对应，即知识、态度、行为。且绝大多数条目在相应因子上的负荷比较高（均在 0.5 以上），与预期设计的问卷结构基本符合，说明问卷的结构效度较好（表 7-11、表 7-12）。

表 7-11　公因子的特征根和贡献率

公因子	特征根	方差贡献率（%）	累积贡献率（%）
知识	3.382	28.184	28.184
态度	1.987	16.560	44.744
行为	1.601	13.345	58.089

表 7-12　各条目的因子负荷和公因子方差

条目	知识	态度	行为	公因子方差
K1	0.710			0.538
K2	0.785			0.640
K3	0.742			0.556
K4	0.798			0.638
K5	0.726			0.557
A7		0.769		0.724
A8		0.743		0.699
A9		0.718		0.699
A10		0.637		0.597
P12			0.512	0.306
P13			0.740	0.562
P14			0.663	0.455

7.5　老年痴呆症社区调查

7.5.1　概述

1. 现场调查设计

根据轻度认知障碍患者社区筛查（简称 MoCA 筛查）的抽样方法设计，最终选定首义路武南村，红钢城三街、七街和五街的武汉市户籍老年人口为现场调查对象。现场问卷调查对象纳入标准：①在所调查社区居住 6 个月及以上的武汉市户籍人口；②≥65 且≤84 岁。现场问卷调查对象的排除标准：①调查期间因故不在社区居住（如住院、外出公干等）或人户分离者；②有精神病史者或先天精神发育迟缓者；③患有严重的精神障碍、抑郁症或已确诊的痴呆患者；④过去 6 个月内确定为酒精或药物依赖者；⑤不愿意参加现场调查者。

考虑到 MoCA 筛查相对于现场调查问卷而言对调查对象有一定的挑战性，且 MoCA 筛查对象的入选标准较现场问卷调查对象的入选标准更为严格，项目组决定采取先易后难的原则，先对符合现场问卷调查入选条件的研究对象进行现场问卷调查，随后询问参与者的 MoCA 筛查意愿，愿意接受 MoCA 筛查者且满足 MoCA 筛查入选条件者继续完成 MoCA 筛查工作。为便于记录，将参与者的 MoCA 筛查意愿及筛查结果并入现场调查问卷。

因此，现场调查问卷的内容主要由三部分组成，包括：①人口社会学基本情况；②老年痴呆症 KAP 量表；③MoCA 筛查意愿及筛查结果。人口社会学基本情况主要涉及姓名、住址、联系电话、性别、年龄、受教育程度及年限、主要职业（退休前）、月收入（元）、社会医疗保险参保类型、居住及子女情况等；老年痴呆症 KAP 量表主要从老年痴呆症相关知识、态度和行为维度出发，知识维度主要考察老年痴呆症相关症状与典型表现的知晓情况，态度维度主要考察对老年痴呆症及其患者的态度、就医态度等，行为维度主要考察老年认知损害相关健康行为。

在完成现场调查问卷的人口社会学基本情况和老年痴呆症 KAP 量表后，参照 MoCA 筛查对象的纳入标准和排除标准，所有符合 MoCA 筛查对象入选标准的调查对象被询问是否愿意参加 MoCA 筛查，愿意参加 MoCA 筛查者随后进行 MoCA 筛查并在现场调查问卷上记录筛查结果。筛查结束后，筛查结果为阳性者被项目组建议尽早到相应的医疗机构进行全面检查，以进一步确诊。

2. 现场调查组织

由于老年人口流动性大、人口信息网络尚不健全，基层社区卫生服务中心拥有的辖区人口信息资料更新速度缓慢，且居民家庭健康档案尚未实现全覆盖，导致社区老年人口资料陈旧，存在缺、漏、过世未及时销户，老年流动人口信息缺失等情况发生。因此，调查组决定采取逐楼逐户入户调查的方式进行现场问卷调查和 MoCA 筛查。

在调查前，在社区张贴武昌区卫生局发布的《致武昌区居民朋友的一封信》，宣传武昌区社区卫生工作和基本医疗特惠政策；并通过社区居委会或社区卫生服务站，调查组获取样本社区的楼栋分布图，采取 2 人为一小组、4～6 人为一大组的工作方式入户。考虑到入户调查的实际难度，调查组通过与辖区社区卫生服务中心协商，采取调查员佩戴社区卫生服务中心工作人员的胸牌，携带“武汉市居民家庭健康档案”，以上门更新居民家庭健康档案的名义入户进行 MoCA 筛查和问卷调查。同时，安排 3～4 名调查员随同辖区社区卫生服务中心进社区对 65 岁及以上老年人进行为期一周的免费体检，对主动参与免费体检的老年人进行 MoCA 筛查和问卷调查，一周内大概有 50 名左右 65 岁及以上老年人参与了免费体检和本研究的问卷调查和 MoCA 筛查。

在实际调查中，发现入户效率比较低下，大多数社区老年人群喜好三五成群聚集在户外进行自由活动，如社区麻将室、小区楼下、广场等。经调查组反复磋商，将调查工作方式改为入户和户外调查相结合的方式，以老年人聚集点为重点进行户外调查，结合入户进行逐楼逐户排查，避免重查和漏查。

由于老年人群普遍曾遭受各种社会不良产品及推销方式的危害，容易将本调查与一般的社会推销联系在一起，致使社区老年人对本次调查有不同程度的抵触情绪，部分老年人甚至出现过激行为。正式调查前，调查组起草并张贴《告居民书》，对本次调查的时间和人员安排做详细介绍，为每位调查员出具武汉大学公共卫生学院介绍信，并要求调查员入社区调查必须统一随身携带身份证、武汉大学学生证和介绍信，凡入社区即出示证件和介绍信，明确调查员必须向社区居民和调查对象详细介绍调查目的，全程遵循自愿参与的原则纳入调查对象。

3. 调查质量控制

本次现场调查所选定的街道是 2010 年被湖北省卫生厅授予“湖北省示范社区卫生服务中心”称号的武汉市武昌区首义路社区卫生服务中心和青山区红钢城街社区卫生服务中心的服务辖区。武汉市武昌区首义路街位于武昌区东南部，地处武昌区城区中心地带，东以武黄铁路为界，西至武汉轻工业设计院，南到起义门，北抵蛇山南麓。该辖区面积为 2.63 平方千米，下辖社区 13 个，居民 20 705 户，常住人口 61 361，暂住人口 6000。按照武汉市行政区划，首义路街道下辖 13 个社区，武南村社区是本研究抽中的社区。

武汉市青山区红钢城街道位于青山区中部，东以青山港为界与工人村街毗邻，西以建设七路为界与新沟桥街道相连，南以武九铁路为界与新沟桥街、冶金街相接，北临长江。该辖区总面积为 2.66 平方千米，辖社区居委会 11 个，门栋 883 个，居民户数 10 600 户，总人口约 38 000，暂住人口 1500 左右，是武汉市青山区的政治、经济、金融、商业、文化中心。红钢城街社区卫生服务中心由原青山区第一医院转制而来，是一所集医疗、预防、保健、康复、计划生育、健康教育于一体的社区医疗卫生服务机构。按照武汉市行政区划，该中心下辖 11 个社区，分别是二街、三街、四街、五街、六街、七街、八街、九街、十街、十九街和临江港湾社区。其中十街和临江港湾正在拆迁。其中，三街、七街和五街社区是本研究抽中的社区。

本研究的调查员主要为武汉大学本科生、研究生及相关教师。所有参与人员在调查前统一接受培训（包括 MoCA 筛查），统一问卷调查的问候语及解答方法。按照统一的调查方案和调查手册，通过讲座、讨论的方式对调查员进行培训，同时进行模拟现场演示，要求所有调查员明确调查目的、意义，明确调查员职责，充分熟悉 KAP 量表和 MoCA 筛查量表的内容、结构及具体条目，掌握 MoCA 筛查量表的具体评分方法和评分标准。由现场调查主要负责人对调查员进行考核，考核通过者方可进入现场进行调查。

现场调查中，2 人为一小组（至少一人懂武汉方言），2～3 个小组设置一个大组长。调查问卷实行调查员现场自查，小组 2 名成员现场相互检查，以最大可能确保问卷完成的完整性和高质量。所有调查员每半天（一般是中午和晚上）集中一次，各小组将调查问卷交给大组长，由大组长对问卷进行第二次核查，发现问题后及时反馈给相应调查员，要求纠正。经核查无误后，马上交给现场总负责人进行第三次核查。任何一个环节核查出的问题立即返回给相应的现场调查员进行复核，通过回忆、再次入户或电话联系等方式将问卷信息填写完整。三次核查准确无误后，问卷交由专人负责整理、归档。根据现场调查需要，及时召开现场总结会，汇总现场调查中遇到的问题，探讨解决方案，及时对现场调查方案进行微调。

现场调查问卷采用 Epidata3.02 建立数据库，数据录入采用双人双录。SPSS18.0 进行统计分析，部分统计过程（如 Row Mean Scores Differ 和 Nonzero Correlation）采用 SAS9.2 编程完成。

7.5.2 轻度认知障碍筛查结果

1. MoCA 筛查基本情况

2011 年 9 月，项目组对符合 MoCA 筛查对象入选条件的首义路武南村 635

名和红钢城三街、七街和五街 867 名年龄在 65～84 岁且无明显认知功能损害的老年人应用 MoCA 筛查轻度认知障碍阳性者。武南村和红钢城共计有 1502 人参加了现场问卷调查。其中，1198 人（79.8%）完成 MoCA 筛查（筛查阳性者共 262 人），304 人（20.2%）出于各种原因未能参与 MoCA 筛查，其中由于不愿意参与筛查而未能参与 MoCA 筛查者为 214 人，约占总人数的 14.2%。1198 名完成 MoCA 筛查者中，520 人来自首义路武南村，678 人来自红钢城三街、五街、七街（表 7-13）。

表 7-13 各社区 MoCA 筛查情况

社区	MoCA 筛查结果		未参与筛查人数	合计
	阳性	阴性		
武南村	123	397	115	635
三街	76	172	58	306
五街	39	235	92	366
七街	24	132	39	195
合计	262	936	304	1502

此次轻度认知障碍社区筛查共计 1198 人完成了 MoCA 筛查。进一步分析 MoCA 筛查完成者的人口社会学特征，发现在 1198 名完成 MoCA 筛查者中，女性占 52.9%，低龄组（65～74 岁）占 63.4%；初中及以下学历占 73.7%，其中未上过学者占 22.7%；71.3%有配偶，28.0%为丧偶；月收入在 901～2000 元的比例最高，达到 60.1%；78.7%参加了城镇职工基本医疗保险，12.7%独居，43.7%仅和配偶居住在一起（表 7-14）。

表 7-14 1198 名完成 MoCA 筛查者的人口社会学特征

	人数	构成比（%）
性别		
男	564	47.1
女	634	52.9
年龄（岁）		
65～74	760	63.4
75～84	438	36.6
受教育程度		
未上过学	272	22.7

续表

	人数	构成比（%）
小学	323	27.0
初中	288	24.0
高中/职高/中专	208	17.4
大学专科及以上	107	8.9
目前的婚姻状况		
未婚	2	0.2
有配偶	854	71.3
离异	7	0.6
丧偶	335	28.0
（曾）从事的主要职业		
国家机关、党群组织、企事业单位负责人	129	10.8
专业技术人员	338	28.2
办事人员和有关人员	79	6.6
农、林、牧、渔、水利业生产人员	92	7.7
商业、服务业人员	117	9.8
生产、运输设备操作人员及有关人员	309	25.8
军人或学生	25	2.1
料理家务	84	7.0
其他	25	2.1
月收入（元）		
＞3001	42	3.5
2001～3000	204	17.0
901～2000	720	60.1
900 及以下	178	14.9
不愿意回答	54	4.5
参保情况		
城镇居民基本医疗保险	107	8.9
城镇职工基本医疗保险	943	78.7
新型农村合作医疗	29	2.4
商业医疗保险	3	0.3
公费医疗	16	1.3
劳动保险	7	0.6
未参加任何保险	95	7.9
过去半年的居住情况		

续表

	人数	构成比(%)
独居	152	12.7
仅和配偶居住在一起	524	43.7
其他	522	43.6
现在有无子女（包括继子女/养子女）		
有	1188	99.2
无	10	0.8
现在有无子女不和您住在一起		
有	947	79.7
无	241	20.3

注：有 2 人参加城镇职工医疗保险的同时，购买了商业医疗保险。

传统意义上，子女代表了家族延续和子嗣繁衍。子女和父母的居住状态在一定程度上反映了我国传统的老年人家庭照料方式能否实现。本次调查发现，1198 名完成 MoCA 筛查者中，99.2%有子女。在 1188 名有子女者中，79.7%有子女没有和老人住在一起，这些子女探望父母的时间间隔在一周左右的占 50.5%（表 7-15）。由此可见，成年子女和年老父母分开居住的情况比较普遍，且成年子女探望年老父母的频率较低。这可能真实地反映了当前我国成年子女和年老父母的居住状态及成年子女探望年老父母的现况。经济社会的快速发展及家庭小型化使得传统的几代人居住在一起的情况由常见开始变得罕见，这种居住状态不仅不利于老年人由家庭成员进行照顾的中国传统老年人照料方式的延续，并将严重影响我国社区老年痴呆症等老年认知损害患者的长期照料方式。

表 7-15　1198 名完成 MoCA 筛查者中未住在一起的子女探望时间间隔情况

探望间隔时间	人数	构成比（%）
一周左右	478	50.5
一个月左右	74	7.8
三个月左右	25	2.6
半年左右	17	1.8
一年及以上	48	5.1
不固定	305	32.2
合计	947	100.0

现场调查还发现，少数老年人对老年痴呆症有一定抵触情绪，进而对老年痴呆症相关调查也有一定抵触情绪。本调查中有 304 人未完成 MoCA 筛查，其中 70.4%不愿意参与筛查，20.4%由于视力、听力或言语功能严重受损者无法完成 MoCA 筛查，9.2%不满足 MoCA 筛查入选条件（3.9%有脑卒中史或者严重脑外伤史，5.3%患重大疾病者或已由于其他原因在生命终末期）（表 7-16）。

表 7-16　未参与 MoCA 筛查者的人数及原因

未参与 MoCA 筛查原因	人数	构成比（%）
患重大疾病者或已由于其他原因在生命终末期	16	5.3
有脑卒中史或者严重脑外伤史	12	3.9
视力、听力或言语功能严重受损者无法完成 MoCA	62	20.4
不愿意参与筛查	214	70.4
合计	304	100.0

进一步分析不愿意参与 MoCA 筛查者的社区地理位置分布，发现本次调查中（表 7-17），武南村有 100 人不愿意参与 MoCA 筛查，占武南村未参与筛查者总数的 87%。红钢城有 114 人不愿意参与 MoCA 筛查，占红钢城未参与筛查者总数的 60.3%。这说明社区地理位置对老年人是否愿意参加 MoCA 筛查没有明显影响，各社区老年人中均有一定比例的老年人对老年痴呆症有抵触情绪。

表 7-17　各社区未参与 MoCA 筛查者的人数及原因

未参与 MoCA 筛查原因	武南		三街、五街、七街	
	人数	构成（%）	人数	构成（%）
患重大疾病者或已由于其他原因在生命终末期	5	4.3	11	5.8
有脑卒中史或者严重脑外伤史	1	0.9	11	5.8
视力、听力或言语功能严重受损者无法完成 MoCA	9	7.8	53	28.0
不愿意参与筛查	100	87.0	114	60.3
合计	115	100.0	189	100.0

进一步分析未参与 MoCA 筛查老年人的人口社会学特征发现，在 304 名未参与 MoCA 筛查的老年人中，女性有 186 人（占未参与 MoCA 筛查者总数的 61.2%），初中及以下学历者有 255 人（占未参与 MoCA 筛查者总数的 83.9%），

其中未上过学者有 131 人（占未参与 MoCA 筛查者总数的 43.1%）。同时，这些未参与 MoCA 筛查者中，65.8%有配偶，33.2%为丧偶；大约一半（52.6%）月收入在 901～2000 元；67.8%参加了城镇职工基本医疗保险，14.5%独居，35.5%仅和配偶居住在一起（表 7-18）。

表 7-18　304 名未参与 MoCA 筛查者的人口社会学特征

	人数	构成比（%）
性别		
男	118	38.8
女	186	61.2
年龄（岁）		
65～74	153	50.3
75～84	151	49.7
受教育程度		
未上过学	131	43.1
小学	79	26.0
初中	45	14.8
高中/职高/中专	33	10.9
大学专科及以上	16	5.3
目前的婚姻状况		
未婚	1	0.3
有配偶	200	65.8
离异	2	0.7
丧偶	101	33.2
（曾）从事的主要职业		
国家机关、党群组织、企事业单位负责人	18	5.9
专业技术人员	73	24.0
办事人员和有关人员	15	4.9
农、林、牧、渔、水利业生产人员	40	13.2
商业、服务业人员	22	7.2
生产、运输设备操作人员及有关人员	82	27.0
军人或学生	2	0.7
料理家务	39	12.8

续表

	人数	构成比（%）
其他	13	4.3
月收入（元）		
＞3001	13	4.3
2001～3000	39	12.8
901～2000	160	52.6
900 及以下	63	20.7
不愿意回答	29	9.5
参保情况		
城镇居民基本医疗保险	46	15.1
城镇职工基本医疗保险	206	67.8
新型农村合作医疗	8	2.6
商业医疗保险	1	0.3
公费医疗	8	2.6
劳动保险	0	0
未参加任何保险	35	11.5
过去半年的居住情况		
独居	44	14.5
仅和配偶居住在一起	108	35.5
其他	152	50.0
现在有无子女（包括继子女/养子女）		
有	297	97.7
无	7	2.3
现在有无子女不和您住在一起		
有	217	73.1
无	80	26.9

在这些未完成 MoCA 筛查的老年人中，成年子女和年老父母分开居住情况依然普遍，但成年子女探望年老父母的频率更为低下。调查发现，304 名未完成 MoCA 筛查的老年人中，97.7%有子女。在 297 名有子女者中，有子女没有和老人住在一起的为 73.1%，这些子女探望父母的时间间隔在一周左右的占

43.8%（表7-19）。显然，成年子女和年老父母分开居住及探望年老父母频率低是不利于成年子女和年老父母的交流和沟通的，当年老父母需要成年子女长期照料时，这种居住状态也是非常不利的。

表7-19　304名未完成筛查老年人中未住在一起的子女探望时间间隔情况

探望间隔时间	人数	构成比（%）
一周左右	95	43.8
一个月左右	17	7.8
三个月左右	5	2.3
半年左右	1	0.5
一年及以上	10	4.6
不固定	89	41.0
合计	217	100.0

轻度认知障碍社区筛查参与者和未参与者有哪些人口社会学特征区别呢，项目组对1198名筛查参与者和304名未参与筛查者的人口社会学特征进行比较分析后发现，两者在性别、年龄、收入、（曾）从事的主要职业和过去半年的居住情况等构成上存在着显著性差异。相对于参与筛查者，未参与筛查者中的女性、高龄组（75～84岁）、不愿意回答收入者和独居者的比例显著性高于前者，国家机关、党群组织、企事业单位负责人和专业技术人员的比例低于前者，且受教育程度明显低于前者（$p<0.0001$）。（由于“目前的婚姻状况”中未婚、离异和丧偶者人数较少，分析时将其合并成“单身/离异/丧偶”一项。）这可能提示女性、高龄人群（75岁及以上）、不愿意回答收入及独居人群对MoCA筛查有一定抵触，对老年痴呆症缺乏科学认识可能是其主要原因。受教育程度较高及国家机关、党群组织、企事业单位负责人和专业技术人员等人群参与MoCA筛查的意愿较高，说明这些人群的疾病早期预防意识比较强（表7-20）。

表7-20　1198名参与筛查者与304名未参与筛查者的人口社会学特征

	是否参与筛查		合计	Pearson Chi-Square/ Row Mean Scores Differ	*p*
	是	否			
性别				6.6780	0.0098
男	564	118	682		
女	634	186	820		
合计	1198	304	1502		

续表

	是否参与筛查		合计	Pearson Chi-Square/ Row Mean Scores Differ	p
	是	否			
年龄（岁）				17.4835	<0.0001
65～74	760	153	913		
75～84	438	151	589		
合计	1198	304	1502		
受教育程度				43.6227*	<0.0001
未上过学	272	131	403		
小学	323	79	402		
初中	288	45	333		
高中/职高/中专	208	33	241		
大学专科及以上	107	16	123		
合计	1198	304	1502		
目前的婚姻状况				3.499	0.061
未婚/离异/丧偶	344	104	448		
有配偶	854	200	1054		
合计	1198	304	1502		
（曾）从事的主要职业				35.9069	<0.0001
国家机关、党群组织、企事业单位负责人	129	18	147		
专业技术人员	338	73	411		
办事人员和有关人员	79	15	94		
农、林、牧、渔、水利业生产人员	92	40	132		
商业、服务业人员	117	22	139		
生产、运输设备操作人员及有关人员	309	82	391		

续表

	是否参与筛查		合计	Pearson Chi-Square/ Row Mean Scores Differ	p
	是	否			
军人或学生	25	2	27		
料理家务	84	39	123		
其他	25	13	38		
合计	1198	304	1502		
月收入（元）				3.5726*	0.0587
＞3001	42	13	55		
2001～3000	204	39	243		
901～2000	720	160	880		
900 及以下	178	63	241		
不愿意回答	54	29	83		
合计	1198	304	1502		
过去半年的居住情况				6.7120	0.0350
独居	152	44	196		
仅和配偶居住在一起	524	108	632		
其他	522	152	674		
合计	1198	304	1502		

注：α=0.05，双侧检验；*采用行平均分差（Row Mean Scores Differ）进行统计分析。

此次社区 MoCA 筛查共筛查出 MoCA 筛查阳性者 262 人。进一步分析 MoCA 筛查阳性者的人口社会学特征，发现女性占 68.7%，高龄组（75～84 岁）占 54.6%；初中及以下学历占 89.9%，其中未上过学的占 42.7%；58.4%有配偶，41.2%为丧偶；绝大多数（62.6%）月收入在 901～2000 元；70.2%参加了城镇职工基本医疗保险，15.6%独居，34.0%仅和配偶居住在一起（表 7-21）。

表 7-21　MoCA 筛查阳性者的人口社会学特征

	人数	构成比（%）
性别		
男	82	31.3
女	180	68.7
年龄（岁）		
65～74	119	45.4
75～84	143	54.6
受教育程度		
未上过学	112	42.7
小学	88	33.6
初中	36	13.6
高中/职高/中专	19	7.2
大学专科及以上	7	2.7
目前的婚姻状况		
未婚	0	0
有配偶	153	58.4
离异	1	0.4
丧偶	108	41.2
（曾）从事的主要职业		
国家机关、党群组织、企事业单位负责人	13	5.0
专业技术人员	53	20.2
办事人员和有关人员	9	3.4
农、林、牧、渔、水利业生产人员	28	10.7
商业、服务业人员	31	11.8
生产、运输设备操作人员及有关人员	82	31.3
军人或学生	4	1.5
料理家务	33	12.6
其他	9	3.4
月收入（元）		
＞3001	4	1.5
2001～3000	20	7.6
901～2000	164	62.6

续表

	人数	构成比（%）
900 及以下	58	22.1
不愿意回答	16	6.1
参保情况		
城镇居民基本医疗保险	34	13.0
城镇职工基本医疗保险	184	70.2
新型农村合作医疗	5	1.9
商业医疗保险	0	0
公费医疗	1	0.4
劳动保险	2	0.8
未参加任何保险	36	13.7
过去半年的居住情况		
独居	41	15.6
仅和配偶居住在一起	89	34.0
其他	132	50.4
现在有无子女（包括继子女/养子女）		
有	262	100.0
无	0	0
现在有无子女不和您住在一起		
有	194	74.0
无	68	26.0

262 名 MoCA 筛查阳性者均有子女，其中 194 人有子女没有和老人住在一起，占 74.0%，这些子女探望父母的时间间隔在一周左右的占 51.0%（表 7-22）。由于 MoCA 筛查阳性者是老年痴呆症的高危人群，这些老年人中很多将来会转归为老年痴呆症患者。老年痴呆症患者往往需要长期照料，成年子女和年老父母分开居住情况较为普遍显然不利于成年子女对患有老年痴呆症的父母进行长期照顾。同时，成年子女探望年老父母频率低可能导致成年子女没有足够的时间和机会观察年老父母的认知情况的变化和认知损害程度的进展，当年老父母的认知损害程度已经进展到临床症状时，缺乏足够时间相处和交流可能导致成年子女无法及时甄别这些症状并将年老父母及时送医。

表 7-22　未住在一起子女探望轻度认知障碍疑似患者的时间间隔情况

探望间隔时间	人数	构成比（%）
一周左右	99	51.0
一个月左右	13	6.7
三个月左右	8	4.1
半年左右	3	1.5
一年及以上	11	5.7
不固定	60	30.9
合计	194	100.0

调查发现，社区老年人 MoCA 筛查（表 7-23）总阳性率为 21.9%（武南村 23.7%，红钢城 20.5%）。经统计检验，两地的 MoCA 筛查阳性率差异无统计学意义（χ^2=1.712，p=0.191）。武南村和红钢城分别位于武汉市武昌区和青山区，两个社区相对独立且距离比较遥远，对 MoCA 筛查结果产生相互影响的可能性极低。MoCA 筛查结果显示，社区 MoCA 筛查阳性率相对比较稳定，社区地理位置分布不同对社区老年人群 MoCA 筛查阳性率没有显著性影响。

表 7-23　MoCA 筛查结果

社区	MoCA 筛查结果		合计	Pearson Chi-Square
	阳性	阴性		
首义路（武南村）	123	397	520	1.712
红钢城（三街、五街、七街）	139	539	678	
合计	262	936	1198	

注：α=0.05，双侧检验。

2. MoCA 筛查结果的影响因素

哪些人群更容易被筛查出 MoCA 筛查阳性呢，为了回答这个问题，项目组对 MoCA 筛查阳性和阴性人群的人口社会学特征进行了比较分析。结果发现，MoCA 筛查阳性和阴性人群在性别、年龄、受教育年限、目前的婚姻状况、月收入（元）、过去半年的居住情况等均存在显著性差异。和筛查阴性人群相比，筛查阳性人群中，女性、高龄组（75～84 岁）、受教育年限≤12 年、未婚/离异/丧偶、独居者比例显著性高于前者；月收入（元）显著性低于前者（表 7-24）。

这说明女性、高龄组（75～84 岁）、受教育年限≤12 年、未婚/离异/丧偶、独居者及低收入者更容易被筛查出 MoCA 筛查阳性，也说明这些人群是老年痴呆症社区早期预防、早期干预与人群管理的重点人群。

表 7-24　筛查阳性和阴性人群的人口社会学特征

组别	MoCA 筛查结果		合计	Pearson Chi-Square/ Row Mean Scores Differ	p
	阳性	阴性			
性别				33.518	0.000
男	82	482	564		
女	180	454	634		
合计	262	936	1198		
年龄（岁）				46.944	0.000
65～74	119	641	760		
75～84	143	295	438		
合计	262	936	1198		
受教育年限				16.155	0.000
≤12 年	255	836	1091		
＞12 年	7	100	107		
合计	262	936	1198		
目前的婚姻状况				27.214	0.000
未婚/离异/丧偶	109	235	344		
有配偶	153	701	854		
合计	262	936	1198		
月收入（元）				31.5888*	＜0.0001
＞3001	4	38	42		
2001～3000	20	184	204		
901～2000	164	556	720		
900 及以下	58	120	178		

续表

组别	MoCA 筛查结果		合计	Pearson Chi-Square/ Row Mean Scores Differ	p
	阳性	阴性			
不愿意回答	16	38	54		
合计	262	936	1198		
过去半年的居住情况				13.204	0.001
独居	41	111	152		
仅和配偶居住	89	435	524		
其他	132	390	522		
合计	262	936	1198		

注：α=0.05，双侧检验；*采用行平均分差（Row Mean Scores Differ）进行统计分析。

轻度认知障碍等老年认知损害疾病是多种因素共同作用的结果。鉴别哪些因素是影响 MoCA 筛查结果的主要因素对于老年痴呆症早期预防与人群管理非常重要。项目组将可能影响筛查结果的危险因素[性别、年龄、受教育年限、目前的婚姻状况、月收入（元）、过去半年的居住情况、社会活动参与情况、身体锻炼情况、兴趣爱好等]进行赋值，纳入多因素模型，进行 Logistic 多因素分析（逐步回归，$\alpha_{入}$=0.05，$\alpha_{出}$=0.10），以筛选 MoCA 筛查阳性的主要影响因素（表 7-25）。

表 7-25　可能的危险因素与变量赋值

变量	变量名	赋值
MoCA 筛查结果	轻度认知障碍	阴性=0，阳性=1
性别	Gender	男=0，女=1
年龄	Agegroup	65～74 岁=0，75～84 岁=1
受教育年限	Educationyear	＞12 年=0，≤12 年=1
目前的婚姻状况	Maritalstatus	未婚/离异/丧偶=0，有配偶=1
月收入（元）	Income	900 元及以下=1，901～2000 元=2，2001～3000 元=3，3001 元及以上=4，不回答=missing
过去半年的居住情况	Livingarrangement	设置哑变量，仅和配偶居住：Livingarrangement1=1，其他：Livingarrangement2=1
社会活动参与	Socialactivity	从不=1，偶尔=2，有时=3，经常=4，一直是=5
身体锻炼	Exercise	从不=1，偶尔=2，有时=3，经常=4，一直是=5
兴趣爱好	Hobby	种类数

经过 Logistic 多因素分析，筛选出女性（OR=1.879，95% CI：1.34～2.637）、高龄（75～84 岁）（OR=3.042，95%CI：2.216～4.177）、受教育年限≤12 年（OR=2.515，95% CI：1.109～5.702）是筛查阳性的危险因素，月收入（元）高（OR=0.603，95% CI：0.463～0.786）是筛查阳性的保护性因素（表 7-26）。也就是说，女性筛查出轻度认知障碍阳性结果的可能性是男性的 1.879 倍，高龄老人（75～84 岁）筛查出轻度认知障碍阳性结果的可能性是低龄老人（65～74 岁）的 3.042 倍，受教育年限≤12 年者筛查出轻度认知障碍阳性结果的可能性是受教育年限＞12 年者的 2.515 倍，同时月收入（元）低者更容易筛查出轻度认知障碍阳性结果。

表 7-26　进入 Logistic 方程的变量名及参数估计值

选入变量	回归系数 *B*	标准误差 SE	Wald	Sig.	Exp（B）	95%CI for EXP（B）	
						Lower	Upper
Constant	−1.666	0.631	6.986	0.008	0.189		
Gender	0.631	0.173	13.341	0.000	1.879	1.340	2.637
Agegroup	1.113	0.162	47.357	0.000	3.042	2.216	4.177
Educationyear	0.922	0.418	4.877	0.027	2.515	1.109	5.702
Maritalstatus	−0.201	0.223	0.817	0.366	0.818	0.528	1.265
Income	−0.505	0.135	14.073	0.000	0.603	0.463	0.786
Livingarrangement			2.668	0.263			
Livingarrangement1	0.071	0.307	0.054	0.816	1.074	0.588	1.961
Livingarrangement2	0.301	0.248	1.475	0.224	1.351	0.831	2.197
Socialactivity	0.033	0.065	0.264	0.608	1.034	0.910	1.174
Exercise	−0.062	0.059	1.073	0.300	0.940	0.837	1.056
Hobby	−0.195	0.124	2.486	0.115	0.823	0.646	1.048

注：α=0.05，双侧检验；Model Coefficient Test：Chi-Square=124.460，p=0.000；Hosmer-Lemeshow 拟合优度检验：Chi-Square=7.964，p=0.437。

3. MoCA 筛查参与意愿的影响因素

社区老年人对 MoCA 筛查的参与意愿直接关系到将来的老年痴呆症社区早期预防与人群管理相关政策能否顺利开展。将 1502 名调查对象按参与筛查的意愿进行分组，不愿意参与筛查者 214 人，占 14.2%；愿意参与筛查者 1288 人，占 85.8%。和愿意筛查者比，不愿意参与筛查者中的女性比例显著性高于前者，且受教育程度和月收入（元）显著性低于前者。这说明女性、受教育程度低和月收入（元）低者可能是需要普及老年痴呆症相关知识、促其正确对待老年痴呆症的重点人群（表 7-27）。

表 7-27　不愿意参与筛查的 214 人和其他 1288 人的人口社会学特征

	是否愿意参与筛查		合计	Pearson Chi-Square/ Row Mean Scores Differ	*p*
	是	否			
性别				4.413	0.036
男	599	83	682		
女	689	131	820		
合计	1288	214	1502		
年龄（岁）				0.217	0.641
65～74	786	127	913		
75～84	502	87	589		
合计	1288	214	1502		
受教育程度				23.6248*	＜0.0001
未上过学	311	92	403		
小学	352	50	402		
初中	298	35	333		
高中/职高/中专	215	26	241		
大学专科及以上	112	11	123		
合计	1288	214	1502		
目前的婚姻状况				0.991	0.319
未婚/离异/丧偶	378	70	448		
有配偶	910	144	1054		
合计	1288	214	1502		
月收入（元）				9.0341*	0.0026
＞3001	47	8	55		
2001～3000	220	23	243		
901～2000	772	108	880		
900 及以下	190	51	241		

续表

	是否愿意参与筛查		合计	Pearson Chi-Square/ Row Mean Scores Differ	p
	是	否			
不愿意回答	59	24	83		
合计					
过去半年的居住情况				5.1543	0.0760
独居	166	30	196		
仅和配偶居住在一起	557	75	632		
其他	565	109	674		
合计	1288	214	1502		

注：α=0.05，双侧检验；*采用行平均分差（Row Mean Scores Differ）进行统计分析。

MoCA 筛查的参与意愿受到多种因素的影响，研究影响社区老年人 MoCA 筛查参与意愿的主要因素将有助于找到老年痴呆症相关知识普及的重点人群。项目组将可能影响参与筛查意愿的因素[性别、年龄、受教育程度、目前的婚姻状况、月收入（元）、过去半年的居住情况、社会活动参与情况、身体锻炼情况、兴趣爱好等]进行赋值，纳入多因素模型，进行 Logistic 多因素分析（逐步回归，$\alpha_{入}$=0.05，$\alpha_{出}$=0.10），筛查可能影响调查对象筛查参与意愿的因素（表 7-28）。

表 7-28　可能的影响因素与变量赋值

变量	变量名	赋值
参与筛查意愿	Screen	不愿意=0，愿意=1
性别	Gender	男=0，女=1
年龄	Agegroup	65～74 岁=0，75～84 岁=1
受教育程度	Education	未上过学=1，小学=2，初中=3，高中/职高/中专=4，大学专科及以上=5
目前的婚姻状况	Maritalstatus	未婚/离异/丧偶=0，有配偶=1
月收入（元）	Income	900 元及以下=1，901～2000 元=2，2001～3000 元=3，3001 元及以上=4，不回答=missing
过去半年的居住情况	Livingarrangement	设置哑变量 仅和配偶居住：Livingarrangement1=1，其他：Livingarrangement2=1

续表

变量	变量名	赋值
社会活动参与	Socialactivity	从不=1，偶尔=2，有时=3，经常=4，一直是=5
身体锻炼	Exercise	从不=1，偶尔=2，有时=3，经常=4，一直是=5
兴趣爱好	Hobby	种类数

Logistic 多因素分析结果发现，受教育程度（OR=1.232，95% CI：1.062～1.429）是社区老年人参与筛查意愿的保护性因素（表 7-29）。也就是说，受教育程度是唯一一个影响社区老年人 MoCA 筛查参与意愿的主要影响因素。相对于受教育程度较低的老年人，受教育程度较高的社区老年人往往有读书、看报、听广播的良好生活习惯，更多的信息来源及渠道和他们对新信息的良好接收性使得他们更易于接受老年痴呆症早期预防、早期干预等先进的疾病预防和管理理念，因此他们参与 MoCA 筛查的意愿也相对比较高。

表 7-29 进入 Logistic 方程的变量名及参数估计值

选入变量	回归系数 *B*	标准误差 SE	Wald	Sig.	Exp（B）	95%CI for EXP（B）	
						Lower	Upper
Constant	0.758	0.455	2.779	0.096	2.134		
Gender	–0.143	0.179	0.635	0.426	0.867	0.610	1.232
Agegroup	–0.058	0.171	0.113	0.736	0.944	0.675	1.320
Education	0.209	0.076	7.581	0.006	1.232	1.062	1.429
Maritalstatus	–0.251	0.228	1.217	0.270	0.778	0.498	1.216
Income	0.112	0.138	0.665	0.415	1.119	0.854	1.465
Livingarrangement			4.181	0.124			
Livingarrangement1	0.491	0.315	2.424	0.120	1.633	0.881	3.029
Livingarrangement2	0.109	0.262	0.173	0.677	1.115	0.667	1.863
Socialactivity	0.076	0.072	1.111	0.292	1.079	0.937	1.242
Exercise	0.027	0.060	0.197	0.657	1.027	0.913	1.156
Hobby	0.194	0.125	2.403	0.121	1.214	0.950	1.552

注：α=0.05，双侧检验；Model Coefficient Test：Chi-Square=30.052，p=0.001；Hosmer-Lemeshow 拟合优度检验：Chi-Square=9.830，p=0.277。

7.5.3　老年痴呆症 KAP 量表调查结果

1. KAP 量表调查对象基本情况

此次现场调查共计对 1502 名老年人进行老年痴呆症相关知识-态度-行为量表（KAP 量表）调查。项目组一共发放了老年痴呆症 KAP 量表 1502 份，有效回收 1502 份，有效回收率 100%。1502 名参加现场调查的社区老年人中，女性有 820 人（占参加调查总人数的 54.6%），低龄组（65～74 岁）有 913 人（占参加调查总人数的 60.8%），初中及以下学历者有 1138 人（占参加调查总人数的 75.8%），其中未上过学和小学学历共有 805 人（占参加调查总人数的 53.6%）。此外，1502 名参加现场调查的社区老年人中，70.2%有配偶，29.0%为丧偶；专业技术人员占 27.4%，生产、运输设备操作人员及有关人员占 26.0%；相对于其他月收入组，月收入在 901～2000 元的比例最高，达到 58.6%；76.5%参加了城镇职工基本医疗保险，13.0%独居，42.1%仅和配偶居住在一起（表 7-30）。

表 7-30　1502 名 KAP 量表调查对象人口社会学特征

	人数	构成比（%）
性别		
男	682	45.4
女	820	54.6
年龄（岁）		
65～74	913	60.8
75～84	589	39.2
受教育程度		
未上过学	403	26.8
小学	402	26.8
初中	333	22.2
高中/职高/中专	241	16.0
大学专科及以上	123	8.2
目前的婚姻状况		
未婚	3	0.2

续表

	人数	构成比（%）
有配偶	1054	70.2
离异	9	0.6
丧偶	436	29.0
（曾）从事的主要职业		
国家机关、党群组织、企事业单位负责人	147	9.8
专业技术人员	411	27.4
办事人员和有关人员	94	6.3
农、林、牧、渔、水利业生产人员	132	8.8
商业、服务业人员	139	9.3
生产、运输设备操作人员及有关人员	391	26.0
军人或学生	27	1.8
料理家务	123	8.2
其他	38	2.5
月收入（元）		
＞3001	55	3.7
2001～3000	243	16.2
901～2000	880	58.6
900 及以下	241	16.0
不愿意回答	83	5.5
参保情况		
城镇居民基本医疗保险	153	10.2
城镇职工基本医疗保险	1149	76.5
新型农村合作医疗	37	2.5
商业医疗保险	4	0.3
公费医疗	24	16.0
劳动保险	7	0.1
未参加任何保险	130	8.7
过去半年的居住情况		
独居	196	13.0
仅和配偶居住在一起	632	42.1
其他	674	44.9

续表

	人数	构成比（%）
现在有无子女（包括继子女/养子女）		
有	1485	98.9
无	17	1.1
现在有无子女不和您住在一起		
有	1164	78.4
无	321	21.6

注：有2人参加城镇职工医疗保险的同时，购买了商业医疗保险。

1502名老年人中，98.9%有子女。在1485名有子女者中，78.4%有子女没有和老人住在一起，子女探望父母的时间间隔在一周左右的占49.2%（表7-31）。由于成年子女和年老父母分开居住，社区老年人主要是配偶之间相互照顾。高达29.8%的老年人处于单身/离异/丧偶状态及成年子女探望年老父母的频率低可能会导致成年子女和年老父母的代际交流不足，使得年老父母缺乏来自成年子女的支持和照顾。

表7-31 1164名老年人的未住在一起的子女探望时间间隔情况

探望间隔时间	人数	构成比（%）
一周左右	573	49.2
一个月左右	91	7.8
三个月左右	30	2.6
半年左右	18	1.5
一年及以上	58	5.0
不固定	394	33.8
合计	1164	100.0

2. 老年痴呆症相关知识知晓情况

（1）“老年痴呆症患者记忆功能受损”知晓率低

记忆力受损是老年痴呆症患者首要的典型症状之一。此次调查发现，1502名老年人对老年痴呆症患者记忆功能受损情况（知识维度条目K1）的知晓率较低，仅为63.6%。其中，男性的知晓率为68.2%，女性为59.8%；低龄组（65～74岁）的知晓率为67.0%，高龄组（75～84岁）为58.2%；受教育年限＞12

年的知晓率为 78.0%，受教育年限≤12 年为 62.3%；有配偶的知晓率为 65.5%，单身/离异/丧偶的为 59.2%；与配偶一起居住的知晓率为 68.2%，独居和其他均为 60.2%（表 7-32）。

表 7-32　知识维度条目 K1 得分情况

组别	得分		合计	Pearson Chi-Square/ Nonzero Correlation	p
	0	1			
性别				11.415	0.001
男	217	465	682		
女	330	490	820		
合计	547	955	1502		
年龄（岁）				11.967	0.001
65～74	301	612	913		
75～84	246	343	589		
合计	547	955	1502		
受教育年限				12.109	0.001
≤12 年	520	859	1379		
＞12 年	27	96	123		
合计	547	955	1502		
目前的婚姻状况				5.411	0.020
未婚/离异/丧偶	183	265	448		
有配偶	364	690	1054		
合计	547	955	1502		
月收入（元）				19.7964*	＜0.0001
＞3001	18	37	55		
2001～3000	67	176	243		
901～2000	307	573	880		
900 及以下	119	122	241		
不愿意回答	36	47	83		
合计	547	955	1502		

续表

组别	得分		合计	Pearson Chi-Square/ Nonzero Correlation	p
	0	1			
过去半年的居住情况				10.033	0.007
独居	78	118	196		
仅和配偶居住	201	431	632		
其他	268	406	674		
合计	547	955	1502		

注：α=0.05，双侧检验；*采用非零相关（Nonzero Correlation）进行统计分析。

进一步分析发现，男性、低龄组（65～74 岁）、受教育年限＞12 年、有配偶者关于老年痴呆症患者记忆功能受损情况的知晓率分别显著性高于女性、高龄组（75～84 岁）、受教育年限≤12 年、未婚/离异/丧偶者。该知晓率在月收入（元）组间还存在显著性差异（Nonzero Correlation =19.7964，p＜0.0001），且月收入（元）和该知晓率存在正相关关系（r=0.128，p=0.000），即随着月收入（元）递增，知晓率呈现出递增趋势。该知晓率在过去半年的居住情况组间也存在差异（χ^2=10.033，p=0.007），将独居和其他合并，发现与配偶一起居住者的知晓率显著性高于独居和其他居住方式者（χ^2=10.0330，p=0.0015）。

（2）“老年痴呆症患者计算力/理解力/注意力变差”知晓率低

计算力/理解力/注意力变差是老年痴呆症患者另一典型症状。关于老年痴呆症患者计算力/理解力/注意力变差（知识维度条目 K2）的知晓率也比较低，仅为 58.9%。其中，男性的知晓率为 63.5%，女性为 55.0%；低龄组（65～74 岁）的知晓率为 63.5%，高龄组（75～84 岁）为 51.6%；受教育年限＞12 年的知晓率为 75.6%，受教育年限≤12 年为 57.4%；有配偶的知晓率为 61.3%，单身/离异/丧偶为 53.1%；与配偶一起居住的老年人的知晓率为 63.3%，独居和其他分别为 56.1%和 55.5%（表 7-33）。

表 7-33　知识维度条目 K2 得分情况

组别	得分		合计	Pearson Chi-Square/ Nonzero Correlation	p
	0	1			
性别				11.082	0.001
男	249	433	682		

续表

组别	得分 0	得分 1	合计	Pearson Chi-Square/ Nonzero Correlation	p
女	369	451	820		
合计	618	884	1502		
年龄（岁）				20.986	0.000
65～74	333	580	913		
75～84	285	304	589		
合计	618	884	1502		
受教育年限				15.531	0.000
≤12 年	588	791	1379		
＞12 年	30	93	123		
合计	618	884	1502		
目前的婚姻状况				8.656	0.003
未婚/离异/丧偶	210	238	448		
有配偶	408	646	1054		
合计	618	884	1502		
月收入（元）				13.7678*	0.0002
＞3001	15	40	55		
2001～3000	88	155	243		
901～2000	362	518	880		
900 及以下	120	121	241		
不愿意回答	33	50	83		
合计	618	884	1502		
过去半年的居住情况				8.893	0.012
独居	86	110	196		
仅和配偶居住	232	400	632		
其他	300	374	674		
合计	618	884	1502		

注：α=0.05，双侧检验；*采用非零相关（Nonzero Correlation）进行统计分析。

进一步分析发现，男性、低龄组（65～74 岁）、受教育年限>12 年、有配偶者关于老年痴呆症患者计算力/理解力/注意力变差的知晓率分别显著性高于女性、高龄组（75～84 岁）、受教育年限≤12 年、未婚/离异/丧偶者。该知晓率还在月收入（元）组间存在显著性差异（Nonzero Correlation=13.7678，p=0.0002），且月收入（元）和该知晓率存在正相关关系（r=0.096，p=0.000），即随着月收入（元）递增，知晓率呈现出递增趋势。该知晓率在过去半年的居住情况组间也存在差异（χ^2=8.893，p=0.012），将独居和其他合并，发现与配偶一起居住者的知晓率显著性高于独居和其他居住方式者（χ^2=8.8676，p=0.0029）。

（3）“老年痴呆症患者情绪或行为变化”知晓率低

随着病情的进展，老年痴呆症患者将逐渐出现情绪或行为变化。关于老年痴呆症患者情绪或行为变化（知识维度条目 K3）的知晓率仅为 45.5%。其中，男性的知晓率为 48.5%，女性为 43.0%；低龄组（65～74 岁）的知晓率为 49.0%，高龄组（75～84 岁）为 40.2%；受教育年限>12 年的知晓率为 59.3%，受教育年限≤12 年的为 44.3%；有配偶的知晓率为 48.3%，单身/离异/丧偶为 39.1%；与配偶一起居住的知晓率为 50.0%，独居和其他分别为 41.3%和 42.6%（表 7-34）。

表 7-34 知识维度条目 K3 得分情况

组别	得分		合计	Pearson Chi-Square/ Nonzero Correlation	p
	0	1			
性别				4.517	0.034
男	351	331	682		
女	467	353	820		
合计	818	684	1502		
年龄（岁）				10.981	0.001
65～74	466	447	913		
75～84	352	237	589		
合计	818	684	1502		
受教育年限				10.303	0.001

续表

组别	得分		合计	Pearson Chi-Square/ Nonzero Correlation	p
	0	1			
≤12 年	768	611	1379		
＞12 年	50	73	123		
合计	818	684	1502		
目前的婚姻状况				10.798	0.001
未婚/离异/丧偶	273	175	448		
有配偶	545	509	1054		
合计	818	684	1502		
月收入（元）				9.2410*	0.0024
＞3001	23	32	55		
2001～3000	118	125	243		
901～2000	488	392	880		
900 及以下	143	98	241		
不愿意回答	46	37	83		
合计	818	684	1502		
过去半年的居住情况				8.850	0.012
独居	115	81	196		
仅和配偶居住	316	316	632		
其他	387	287	674		
合计	818	684	1502		

注：α=0.05，双侧检验；*采用非零相关（Nonzero Correlation）进行统计分析。

进一步分析发现，男性、低龄组（65～74 岁）、受教育年限＞12 年、有配偶者关于老年痴呆症患者情绪或行为变化知晓率分别显著性高于女性、高龄组（75～84 岁）、受教育年限≤12 年、未婚/离异/丧偶者。该知晓率在月收入（元）组间存在显著性差异（Nonzero Correlation =9.2410，p=0.0024），且月收入（元）和知晓率存在正相关关系（r=0.078，p=0.003），即随着月收入（元）递增，该知晓率呈现出递增趋势。该知晓率在过去半年的居住情况组间也存在差异（χ^2=8.850，p=0.012），将独居和其他合并，发现与配偶一起居住者的知晓率显著性高于独居和其他居住方式者（χ^2=8.7540，p=0.0031）。

（4）“老年痴呆症患者语言表达变差等早期症状”知晓率低

语言表达等日常生活能力变差也是老年痴呆症患者的典型症状之一。调查发现，关于老年痴呆症患者语言表达变差等早期症状（知识维度条目 K4）的知晓率为 50.2%。其中，男性的知晓率为 53.4%，女性为 47.6%；低龄组（65～74 岁）的知晓率为 53.1%，高龄组（75～84 岁）为 45.7%；受教育年限＞12 年的知晓率为 66.7%，受教育年限≤12 年的为 48.7%；有配偶的知晓率为 52.9%，单身/离异/丧偶为 43.8%；与配偶一起居住的知晓率为 55.7%，独居和其他分别为 44.4%和 46.7%（表 7-35）。

表 7-35　知识维度条目 K4 得分情况

组别	得分		合计	Pearson Chi-Square/ Nonzero Correlation	p
	0	1			
性别				5.030	0.025
男	318	364	682		
女	430	390	820		
合计	748	754	1502		
年龄（岁）				7.951	0.005
65～74	428	485	913		
75～84	320	269	589		
合计	748	754	1502		
受教育年限				14.531	0.000
≤12 年	707	672	1379		
＞12 年	41	82	123		
合计	748	754	1502		
目前的婚姻状况				10.623	0.001
未婚/离异/丧偶	252	196	448		
有配偶	496	558	1054		
合计	748	754	1502		

续表

组别	得分		合计	Pearson Chi-Square/ Nonzero Correlation	p
	0	1			
月收入（元）				22.4535*	＜0.0001
＞3001	20	35	55		
2001～3000	103	140	243		
901～2000	430	450	880		
900 及以下	150	91	241		
不愿意回答	45	38	83		
合计	748	754	1502		
过去半年的居住情况				13.521	0.001
独居	109	87	196		
仅和配偶居住	280	352	632		
其他	359	315	674		
合计	748	754	1502		

注：α=0.05，双侧检验；*采用非零相关（Nonzero Correlation）进行统计分析。

进一步分析发现，男性、低龄组（65～74 岁）、受教育年限＞12 年、有配偶者关于老年痴呆症患者语言表达变差等早期症状知晓率分别显著性高于女性、高龄组（75～84 岁）、受教育年限≤12 年、未婚/离异/丧偶者。该知晓率还在月收入（元）组间存在显著性差异（Nonzero Correlation=22.4535，p＜0.0001），且月收入（元）和该知晓率存在正相关关系（r=0.127，p=0.000），即随着月收入（元）递增，该知晓率呈现出递增趋势。该知晓率在过去半年的居住情况组间也存在显著性差异（χ^2=13.521，p=0.001），将独居和其他合并，发现与配偶一起居住者的知晓率显著性高于独居和其他居住方式者（χ^2=13.1857，p=0.0003）。

（5）“老年痴呆症病情发展进程”知晓率低

随着认知损害程度逐渐加重，老年痴呆症患者的临床症状将越来越明显，患者的独立生活能力将逐渐丧失。掌握老年痴呆症病情发展进程并积极做好知识、信息、心理等各方面的准备，对于老年痴呆症患者的长期照料非常重要。调查发现，关于老年痴呆症病情发展进程（知识维度条目 K5）的知晓率为 54.2%。其中，男性的知晓率为 58.4%，女性为 50.7%；低龄组（65～74 岁）的知晓率为 58.2%，高龄组（75～84 岁）为 48.0%；受教育年限＞12 年的知晓率为 70.7%，受教育年限≤12 年为 52.7%；有配偶的知晓率为 56.2%，单身/离异/丧偶为 49.6%；与配偶一起居住的知晓率为 59.3%，独居和其他分别为 51.5%和 50.1%（表 7-36）。

表 7-36　知识维度条目 K5 得分情况

组别	得分		合计	Pearson Chi-Square/ Nonzero Correlation	p
	0	1			
性别				8.723	0.003
男	284	398	682		
女	404	416	820		
合计	688	814	1502		
年龄（岁）				14.749	0.000
65～74	382	531	913		
75～84	306	283	589		
合计	688	814	1502		
受教育年限				14.759	0.000
≤12 年	652	727	1379		
＞12 年	36	87	123		
合计	688	814	1502		
目前的婚姻状况				5.539	0.019
未婚/离异/丧偶	226	222	448		
有配偶	462	592	1054		
合计	688	814	1502		
月收入（元）				7.1564*	0.0075

续表

组别	得分		合计	Pearson Chi-Square/ Nonzero Correlation	p
	0	1			
＞3001	20	35	55		
2001～3000	98	145	243		
901～2000	408	472	880		
900 及以下	122	119	241		
不愿意回答	40	43	83		
合计	688	814	1502		
过去半年的居住情况				11.734	0.003
独居	95	101	196		
仅和配偶居住	257	375	632		
其他	336	338	674		
合计	688	814	1502		

注：α=0.05，双侧检验；*采用非零相关（Nonzero Correlation）进行统计分析。

进一步分析发现，男性、低龄组（65～74 岁）、受教育年限＞12 年、有配偶者关于老年痴呆症病情发展进程的知晓率分别显著性高于女性、高龄组（75～84 岁）、受教育年限≤12 年、单身/离异/丧偶者。该知晓率在月收入（元）组间存在显著性差异（Nonzero Correlation =7.1564，p=0.0075），且月收入（元）和该知晓率存在正相关关系（r=0.070，p=0.008），即随着月收入（元）递增，该知晓率呈现出递增趋势。该知晓率在过去半年的居住情况组间也存在显著性差异（χ^2=11.734，p=0.003），将独居和其他合并，发现与配偶一起居住者的知晓率显著性高于独居和其他居住方式者（χ^2=11.6171，p=0.0007）。

3. 老年痴呆症相关态度现况

（1）对老年痴呆症病因的看法

能否科学看待老年痴呆症病因是能否积极应对老年痴呆症、正确对待老年痴呆症患者的关键。调查发现，关于对老年痴呆症病因的看法（态度维度条目 A6），54.6%的社区老年人表示不同意/非常不同意“老年痴呆症不是疾病，是自然衰老现象”这一说法，18.3%不表态，27.0%表示同意/非常同意（表 7-37）。

表 7-37　老年人对老年痴呆症病因的看法

不是疾病，是自然衰老现象	人数	构成比（%）
非常不同意	173	11.5
不同意	648	43.1
不表态、随便	275	18.3
同意	347	23.1
非常同意	59	3.9
合计	1502	100.0

进一步分析发现，受教育年限≤12 年者的行平均得分显著性高于受教育＞12 年者（Row Mean Scores Differ =4.6617，p=0.0308），即受教育年限≤12 年者更倾向于同意“老年痴呆症不是疾病，是自然衰老现象”。月收入（元）和对老年痴呆症病因的看法存在着显著性非零相关（Nonzero Correlation=8.6134，p=0.0033），且月收入（元）与老年人对老年痴呆症病因的看法存在负相关（r＝–0.079，p=0.003），即随着月收入（元）增加，老年人对老年痴呆症病因的看法更加倾向于不同意“老年痴呆症不是疾病，是自然衰老现象”这一说法（表 7-38）。

表 7-38　不同人口社会学特征老年人对老年痴呆症病因的看法

组别	不是疾病，是自然衰老现象					合计	Row Mean Scores Differ/Nonzero Correlation	p
	非常不同意	不同意	不表态/随便	同意	非常同意			
性别							1.3593	0.2437
男	68	305	108	177	24	682		
女	105	343	167	170	35	820		
合计	173	648	275	347	59	1502		
年龄（岁）							0.4363	0.5089
65～74	117	396	142	221	37	913		
75～84	56	252	133	126	22	589		
合计	173	648	275	347	59	1502		
受教育年限							4.6617	0.0308

续表

组别	不是疾病，是自然衰老现象					合计	Row Mean Scores Differ/Nonzero Correlation	p
	非常不同意	不同意	不表态/随便	同意	非常同意			
≤12 年	159	578	263	323	56	1379		
＞12 年	14	70	12	24	3	123		
合计	173	648	275	347	59	1502		
目前的婚姻状况							0.2335	0.6289
未婚/离异/丧偶	54	186	99	91	18	448		
有配偶	119	462	176	256	41	1054		
合计	173	648	275	347	59	1502		
月收入（元）							8.6134*	0.0033
＞3001	9	30	4	12	0	55		
2001～3000	27	117	33	61	5	243		
901～2000	108	391	143	198	40	880		
900 及以下	21	86	65	58	11	241		
不愿意回答	8	24	30	18	3	83		
合计	173	648	275	347	59	1502		
过去半年的居住情况							1.6487	0.4385
独居	21	83	40	42	10	196		
仅和配偶居住	70	278	91	170	23	632		
其他	82	287	144	135	26	674		
合计	173	648	275	347	59	1502		

注：α=0.05，双侧检验；*采用非零相关（Nonzero Correlation）进行统计分析。

（2）对老年痴呆症是否应及时诊断的看法

老年痴呆症患者的早期诊断是实现早期发现、早期治疗老年痴呆症的重要手段之一。关于老年痴呆症是否应及时诊断（态度维度条目 A7），58.6%的社区老年人表示不同意/非常不同意“老人出现记忆力持续减退，或伴有容易走失、语言表达能力变差等症状没有必要去医院检查”这一看法，同意/非常同意这一看法占 23.7%，另有 17.8%不表态（表 7-39）。

表 7-39　关于老年痴呆症是否应及时诊断的态度

出现老年痴呆症相关症状后，没有必要去医院检查	人数	构成比（%）
非常同意	56	3.7
同意	300	20.0
不表态、随便	267	17.8
不同意	698	46.5
非常不同意	181	12.1
合计	1502	100.0

进一步分析发现，月收入（元）和老年痴呆症是否应及时诊断的态度得分存在着显著性非零相关（Nonzero Correlation=7.5690，p=0.0059），且月收入（元）与该态度得分之间存在正相关（r=0.086，p=0.001），即随着月收入（元）增加，该态度得分呈现出上升趋势。该态度的行平均得分在过去半年的居住情况组间也存在显著性差异（Row Mean Scores Differ=7.5499，p=0.0229），将行平均得分相近的仅和配偶居住及其他居住方式合并为非独居组，独居组该态度行平均得分显著性低于非独居组（Row Mean Scores Differ=7.4558，p=0.0063）。也就是说，月收入（元）越高的人越倾向于老年痴呆症应及时诊断的看法，同样和配偶一起居住的老年人比独居老年人更倾向于老年痴呆症应及时诊断的看法（表 7-40）。

表 7-40　关于老年痴呆症是否应及时诊断的态度得分情况

组别	得分					合计	Row Mean Scores Differ/Nonzero Correlation	p
	1	2	3	4	5			
性别							0.0185	0.8917
男	27	137	110	328	80	682		
女	29	163	157	370	101	820		
合计	56	300	267	698	181	1502		
年龄（岁）							1.0173	0.3132

续表

组别	得分					合计	Row Mean Scores Differ/Nonzero Correlation	p
	1	2	3	4	5			
65～74	36	180	152	424	121	913		
75～84	20	120	115	274	60	589		
合计	56	300	267	698	181	1502		
受教育年限							2.5656	0.1092
≤12 年	52	279	254	628	166	1379		
＞12 年	4	21	13	70	15	123		
合计	56	300	267	698	181	1502		
目前的婚姻状况							1.4220	0.2331
未婚/离异/丧偶	9	110	91	177	61	448		
有配偶	47	190	176	521	120	1054		
合计	56	300	267	698	181	1502		
月收入（元）							7.5690*	0.0059
＞3001	3	12	4	25	11	55		
2001～3000	5	44	31	136	27	243		
901～2000	36	182	141	412	109	880		
900 及以下	10	51	64	92	24	241		
不愿意回答	2	11	27	33	10	83		
合计	56	300	267	698	181	1502		
过去半年的居住情况							7.5499	0.0229
独居	8	56	39	67	26	196		
仅和配偶居住	37	111	88	322	74	632		
其他	11	133	140	309	81	674		
合计	56	300	267	698	181	1502		

注：α=0.05，双侧检验；*采用非零相关（Nonzero Correlation）进行统计分析。

（3）对老年痴呆症是否应及时治疗的看法

尽管目前尚无彻底治愈老年痴呆症的临床药物，但可以延缓老年痴呆症患者病情进展、改善患者临床症状的药物已经被研发出来。及时治疗老年痴呆症患者可以有效延缓患者病情进展、改善患者的临床症状。调查发现，关于老年痴呆症是否应及时治疗（态度维度条目 A8），57.3%的社区老年人表示不同意/非常不同意“老人得了老年痴呆症没有必要去医院治疗”这一看法，同意/非常同意这一看法占 23.3%，另有 19.4%不表态（表 7-41）。

表 7-41　关于老年痴呆症是否应及时治疗的态度

确诊老年痴呆症后，没有必要去医院治疗	人数	构成比（%）
非常同意	64	4.3
同意	286	19.0
不表态、随便	291	19.4
不同意	676	45.0
非常不同意	185	12.3
合计	1502	100.0

进一步分析发现，月收入（元）和老年痴呆症是否应及时治疗的态度得分存在着显著性非零相关（Nonzero Correlation=6.7272，p=0.0095），且月收入（元）与该态度得分之间存在正相关（r=0.084，p=0.002），即随着月收入（元）增加，该态度得分呈现出上升趋势。也就是说，月收入（元）越高的人越倾向于老年痴呆症患者应及时治疗的看法（表 7-42）。

表 7-42　关于老年痴呆症是否应及时治疗的态度得分情况

组别	得分					合计	Row Mean Scores Differ/Nonzero Correlation	p
	1	2	3	4	5			
性别							0.4047	0.5247
男	32	128	116	320	86	682		
女	32	158	175	356	99	820		
合计	64	286	291	676	185	1502		
年龄（岁）							3.0066	0.0829
65～74	48	158	165	411	131	913		

续表

组别	得分					合计	Row Mean Scores Differ/Nonzero Correlation	*p*
	1	2	3	4	5			
75～84	16	128	126	265	54	589		
合计	64	286	291	676	185	1502		
受教育年限							2.0730	0.1499
≤12 年	60	264	277	608	170	1379		
＞12 年	4	22	14	68	15	123		
合计	64	286	291	676	185	1502		
目前的婚姻状况							2.1349	0.1440
未婚/离异/丧偶	13	106	96	173	60	448		
有配偶	51	180	195	503	125	1054		
合计	64	286	291	676	185	1502		
月收入（元）							6.7272*	0.0095
＞3001	2	13	7	25	8	55		
2001～3000	6	41	33	134	29	243		
901～2000	41	176	152	399	112	880		
900 及以下	13	44	74	83	27	241		
不愿意回答	2	12	25	35	9	83		
合计	64	286	291	676	185	1502		
过去半年的居住情况							5.1956	0.0744
独居	8	52	41	71	24	196		
仅和配偶居住	36	107	102	310	77	632		
其他	20	127	148	295	84	674		
合计	64	286	291	676	185	1502		

注：α=0.05，双侧检验；*采用非零相关（Nonzero Correlation）进行统计分析。

（4）对老年痴呆症个人耻感的看法

老年痴呆症个人耻感反映的不仅是被调查者对待老年痴呆症这一疾病的态度，也在一定程度上反映了其对老年痴呆症患者的态度。调查发现，对老年痴呆症个人耻感的看法（态度维度条目 A9），82.1%的社区老年人表示不同意/非常不同意“得了老年痴呆症是件丢脸的事情”，13.2%不表态，4.7%表示同意/非常同意（表 7-43）。

表 7-43　对老年痴呆症个人耻感的看法

得了老年痴呆症是件丢脸的事情	人数	构成比（%）
非常同意	8	0.5
同意	63	4.2
不表态、随便	198	13.2
不同意	919	61.2
非常不同意	314	20.9
合计	1502	100.0

低龄组（65～74 岁）关于老年痴呆症个人耻感的态度行平均得分显著性高于高龄组（75～84 岁）（Row Mean Scores Differ=15.5545，$p<0.0001$）；受教育年限≤12 年组的该态度行平均得分显著性低于受教育年限>12 年组（Row Mean Scores Differ=5.0332，p=0.0249）。月收入（元）和老年痴呆症个人耻感的态度得分存在着显著性非零相关（Nonzero Correlation=22.2301，$p<0.0001$），且月收入（元）与该态度得分之间存在正相关（r=0.116，p=0.000），即随着月收入（元）增加，该态度得分呈现出上升趋势。该态度的行平均得分在过去半年的居住情况组间也存在显著性差异（Row Mean Scores Differ=6.9891，p=0.0304），仅和配偶一起居住者的行平均得分最高，其次是独居和其他。将行平均得分相近的独居和其他居住方式者合并，发现仅和配偶一起居住者该态度的行平均得分显著性高于独居和其他居住方式者（Row Mean Scores Differ=6.4710，p=0.0110）。也就是说，社区老年人中，低龄、受教育程度较高、月收入较高以及和配偶一起居住的老年人更倾向于不同意“得了老年痴呆症是件丢脸的事情”这一看法（表 7-44）。

表 7-44　对老年痴呆症个人耻感的态度得分情况

组别	得分					合计	Row Mean Scores Differ/Nonzero Correlation	p
	1	2	3	4	5			
性别							2.0162	0.1556
男	2	31	79	418	152	682		
女	6	32	119	501	162	820		
合计	8	63	198	919	314	1502		
年龄（岁）							15.5545	＜0.0001
65～74	5	36	91	568	213	913		
75～84	3	27	107	351	101	589		
合计	8	63	198	919	314	1502		
受教育年限							5.0332	0.0249
≤12 年	6	62	191	836	284	1379		
＞12 年	2	1	7	83	30	123		
合计	8	63	198	919	314	1502		
目前的婚姻状况							0.4486	0.5030
未婚/离异/丧偶	2	16	73	265	92	448		
有配偶	6	47	125	654	222	1054		
合计	8	63	198	919	314	1502		
月收入（元）							22.2301*	＜0.0001
＞3001	1	1	4	33	16	55		
2001～3000	0	4	25	160	54	243		
901～2000	3	35	96	561	185	880		
900 及以下	4	18	54	119	46	241		
不愿意回答	0	5	19	46	13	83		
合计	8	63	198	919	314	1502		
过去半年的居住情况							6.9891	0.0304

续表

组别	得分					合计	Row Mean Scores Differ/Nonzero Correlation	p
	1	2	3	4	5			
独居	3	5	31	113	44	196		
仅和配偶居住	3	27	60	397	145	632		
其他	2	31	107	409	125	674		
合计	8	63	198	919	314	1502		

注：α =0.05，双侧检验；*采用非零相关（Nonzero Correlation）进行统计分析。

（5）对老年痴呆症家庭耻感的看法

老年痴呆症家庭耻感和老年痴呆症个人耻感均反映了社区居民是否存在对老年痴呆症患者及其家人的偏见和社会歧视等问题。调查发现，对老年痴呆症家庭耻感的看法（态度维度条目 A10），82.6%的社区老年人表示不同意/非常不同意“家里的老人得了老年痴呆症，外人知道了会笑话的”这一看法，4.9%同意/非常同意（表 7-45）。

表 7-45　对老年痴呆症家庭耻感的看法

家中老人得了老年痴呆症，外人知道了会笑话	人数	构成比（%）
非常同意	8	0.5
同意	66	4.4
不表态、随便	187	12.5
不同意	934	62.2
非常不同意	307	20.4
合计	1502	100.0

低龄组（65～74 岁）的老年痴呆症家庭耻感的行平均得分显著性高于高龄组（75～84 岁）（Row Mean Scores Differ=4.2181，p=0.0400），受教育年限≤12 年组该态度的行平均得分显著性低于受教育年限>12 年组（Row Mean Scores Differ=6.3891，p=0.0115）。月收入（元）和老年痴呆症家庭耻感的态度得分存在着显著性非零相关（Nonzero Correlation=19.4874，p<0.0001），且月收入（元）与该态度得分之间存在正相关（r=0.100，p=0.000），即随着月收入（元）增加，该态度得分呈现出上升趋势。该态度的行平均得分在过去半年的居住情况组间

也存在显著性差异（Row Mean Scores Differ=7.6165，p=0.0222），仅和配偶一起居住者的行平均得分最高，其次是独居和其他。将行平均得分相近的独居和其他居住方式者合并，发现仅和配偶一起居住者该态度的行平均得分显著性高于独居和其他居住方式者（Row Mean Scores Differ=6.4618，p=0.0110）。也就是说，社区老年人中，低龄、受教育程度较高、月收入较高及和配偶一起居住的老年人更倾向于不同意“家中老人得了老年痴呆症，外人知道了会笑话”这一看法（表 7-46）。

表 7-46　对老年痴呆症家庭耻感的态度得分情况

组别	得分					合计	Row Mean Scores Differ/Nonzero Correlation	p
	1	2	3	4	5			
性别							0.4247	0.5146
男	4	31	77	426	144	682		
女	4	35	110	508	163	820		
合计	8	66	187	934	307	1502		
年龄（岁）							4.2181	0.0400
65～74	4	48	90	566	205	913		
75～84	4	18	97	368	102	589		
合计	8	66	187	934	307	1502		
受教育年限							6.3891	0.0115
≤12 年	8	63	180	851	277	1379		
＞12 年	0	3	7	83	30	123		
合计	8	66	187	934	307	1502		
目前的婚姻状况							0.0295	0.8637
未婚/离异/丧偶	1	14	72	271	90	448		
有配偶	7	52	115	663	217	1054		
合计	8	66	187	934	307	1502		
月收入（元）							19.4874*	＜0.0001
＞3001	0	0	3	35	17	55		
2001～3000	0	7	23	162	51	243		

续表

组别	得分					合计	Row Mean Scores Differ/Nonzero Correlation	p
	1	2	3	4	5			
901～2000	4	37	93	571	175	880		
900 及以下	4	15	47	128	47	241		
不愿意回答	0	7	21	38	17	83		
合计	8	66	187	934	307	1502		
过去半年的居住情况							7.6165	0.0222
独居	0	7	35	108	46	196		
仅和配偶居住	3	27	59	400	143	632		
其他	5	32	93	426	118	674		
合计	8	66	187	934	307	1502		

注：α=0.05，双侧检验；*采用非零相关（Nonzero Correlation）进行统计分析。

（6）对老年痴呆症患者的友善程度

正常的社会交往有益于延缓老年痴呆症患者的病情进展，积极而友善的对待老年痴呆症患者有利于保护老年痴呆症患者参加社会交往的积极性。关于对老年痴呆症患者的友善程度（态度维度条目 A11），73.2%的社区老年人对“如果您的朋友得了老年痴呆症，您愿意像往常一样和他（她）交往吗”表示愿意/非常愿意，13.3%不表态，13.4%表示不愿意/非常不愿意（表 7-47）。

表 7-47　对老年痴呆症患者的友善意愿

如果朋友得了老年痴呆症，是否愿意和他交往	人数	构成比（%）
非常不愿意	17	1.1
不愿意	185	12.3
不表态、随便	200	13.3
愿意	891	59.3
非常愿意	209	13.9
合计	1502	100.0

低龄组（65～74 岁）对老年痴呆症患者的友善意愿行平均得分显著性高于

高龄组（75～84 岁）（Row Mean Scores Differ=6.6528，p=0.0099），有配偶者该态度的行平均得分显著性高于未婚/离异/丧偶者（Row Mean Scores Differ=6.4614，p=0.0110）。月收入（元）和对老年痴呆症患者的友善意愿得分存在着显著性非零相关（Nonzero Correlation=4.6339，p=0.0313），且月收入（元）与对老年痴呆症患者的友善意愿之间存在正相关（r=0.079，p=0.003），即随着月收入（元）增加，对老年痴呆症患者的友善意愿加强。该态度的行平均得分在过去半年的居住情况组间存在显著性差异（Row Mean Scores Differ=10.7935，p=0.0045）。将行平均得分相近的仅和配偶一起居住和其他居住方式合并为非独居，发现独居者该态度的行平均得分显著性低于非独居者（Row Mean Scores Differ=9.1976，p=0.0024）。也就是说，社区老年人中，低龄、月收入较高及和配偶一起居住的老年人更倾向于愿意和得了老年痴呆症的朋友继续交往（表 7-48）。

表 7-48　不同人口社会学特征老年人对老年痴呆症患者的友善意愿

组别	如果朋友得了老年痴呆症，是否愿意和他交往					合计	Row Mean Scores Differ/Nonzero Correlation	p
	非常不愿意	不愿意	不表态随便	愿意	非常愿意			
性别							0.3341	0.5632
男	6	96	79	409	92	682		
女	11	89	121	482	117	820		
合计	17	185	200	891	209	1502		
年龄（岁）							6.6528	0.0099
65～74	9	106	104	558	136	913		
75～84	8	79	96	333	73	589		
合计	17	185	200	891	209	1502		
受教育年限							3.5177	0.0607
≤12 年	15	175	186	818	185	1379		
＞12 年	2	10	14	73	24	123		
合计	17	185	200	891	209	1502		
目前的婚姻状况							6.4614	0.0110

续表

组别	如果朋友得了老年痴呆症，是否愿意和他交往					合计	Row Mean Scores Differ/Nonzero Correlation	p
	非常不愿意	不愿意	不表态随便	愿意	非常愿意			
未婚/离异/丧偶	6	67	78	230	67	448		
有配偶	11	118	122	661	142	1054		
合计	17	185	200	891	209	1502		
月收入（元）							4.6339*	0.0313
＞3001	1	6	4	35	9	55		
2001～3000	4	21	28	144	46	243		
901～2000	8	116	98	545	113	880		
900 及以下	0	27	55	127	32	241		
不愿意回答	4	15	15	40	9	83		
合计	17	185	200	891	209	1502		
过去半年的居住情况							10.7935	0.0045
独居	3	36	41	83	33	196		
仅和配偶居住	9	69	57	411	86	632		
其他	5	80	102	397	90	674		
合计	17	185	200	891	209	1502		

注：α=0.05，双侧检验；*采用非零相关（Nonzero Correlation）进行统计分析。

4. 老年痴呆症相关行为现况

（1）日常饮食中营养均衡情况

老年痴呆症病因复杂，目前全球公认的是老年痴呆症和行为生活方式密切相关。良好的行为生活方式可以预防老年痴呆症发生、延缓老年痴呆症的疾病进展。日常饮食习惯是行为生活方式的重要内容之一。调查发现，日常饮食中营养均衡情况（行为维度条目 P12），“从不”和“偶尔”注意日常饮食的营养均衡的社区老年人分别占 26.7%和 9.1%，“经常”和“一直是”注意日常饮食的营养均衡的分别占 30.4%和 21.0%（表 7-49）。

表 7-49　日常饮食中营养均衡情况

您是否注意日常饮食的营养均衡	人数	构成比（%）
从不	401	26.7
偶尔	137	9.1
有时	192	12.8
经常	457	30.4
一直是	315	21.0
合计	1502	100.0

受教育年限≤12 年组的日常饮食中营养均衡行为行平均得分显著性低于受教育年限>12 年组（Row Mean Scores Differ=15.7516，p<0.0001）；月收入（元）和日常饮食中营养均衡行为得分存在着显著性非零相关（Nonzero Correlation=44.0823，p<0.0001），且月收入（元）与该行为得分存在正相关（r=0.169，p=0.000），即随着月收入（元）增加，日常饮食中营养均衡行为得分增加。该行为的行平均得分在过去半年的居住情况组间存在显著性差异（Row Mean Scores Differ=14.3437，p=0.0008）。将行平均得分相近的独居和其他居住方式合并，发现仅和配偶一起居住者的行平均得分显著性高于独居和其他居住方式者（Row Mean Scores Differ=14.3364，p=0.0002）。也就是说，社区老年人中，受教育程度较高、月收入较高及和配偶一起居住的老年人更加注意日常饮食中的营养均衡（表 7-50）。

表 7-50　日常饮食中营养均衡行为得分情况

组别	得分					合计	Row Mean Scores Differ/Nonzero Correlation	p
	1	2	3	4	5			
性别							2.4990	0.1139
男	193	69	80	204	136	682		
女	208	68	112	253	179	820		
合计	401	137	192	457	315	1502		
年龄（岁）							0.7035	0.4016
65～74	240	84	109	282	198	913		

续表

组别	得分					合计	Row Mean Scores Differ/Nonzero Correlation	p
	1	2	3	4	5			
75～84	161	53	83	175	117	589		
合计	401	137	192	457	315	1502		
受教育年限							15.7516	＜0.0001
≤12 年	382	126	184	412	275	1379		
＞12 年	19	11	8	45	40	123		
合计	401	137	192	457	315	1502		
目前的婚姻状况							3.3487	0.0673
未婚/离异/丧偶	128	48	57	131	84	448		
有配偶	273	89	135	326	231	1054		
合计	401	137	192	457	315	1502		
月收入（元）							44.0823*	＜0.0001
＞3001	6	3	3	26	17	55		
2001～3000	44	23	30	75	71	243		
901～2000	223	85	129	282	161	880		
900 及以下	98	23	26	48	46	241		
不愿意回答	30	3	4	26	20	83		
合计	401	137	192	457	315	1502		
过去半年的居住情况							14.3437	0.0008
独居	55	28	24	47	42	196		
仅和配偶居住	139	54	82	210	147	632		
其他	207	55	86	200	126	674		
合计	401	137	192	457	315	1502		

注：α=0.05，双侧检验；*采用非零相关（Nonzero Correlation）进行统计分析。

（2）日常饮食中食盐量的控制情况

日常饮食中食盐过量对人体的心脑血管等有害，将不利于老年痴呆症预防。控制日常饮食中的食盐量是老年痴呆症早期预防的重要内容之一。调查发现，日常饮食中食盐量的控制情况（行为维度条目 P13），“从不”和“偶尔”注意限制日常饮食中盐的食用量的社区老年人分别占 24.6%和 8.0%，“经常”和“一直是”的分别占 35.2%和 23.6%（表 7-51）。

表 7-51　日常饮食中食盐量的控制情况

您是否注意限制日常饮食中食盐使用量	人数	构成比（%）
从不	369	24.6
偶尔	120	8.0
有时	130	8.7
经常	529	35.2
一直是	354	23.6
合计	1502	100.0

受教育年限≤12 年组的日常饮食中食盐量控制行为行平均得分显著性低于受教育年限>12 年组（Row Mean Scores Differ=16.7862，$p<0.0001$）；月收入（元）和日常饮食中食盐量控制行为得分存在着显著性非零相关（Nonzero Correlation=9.5938，$p=0.0020$），且月收入（元）与该行为得分存在正相关（$r=0.072$，$p=0.007$），即随着月收入（元）增加，日常饮食中食盐量控制行为得分增加。该行为的行平均得分在过去半年的居住情况组间存在显著性差异（Row Mean Scores Differ=6.7879，$p=0.0336$），仅和配偶一起居住者行平均得分最高，其次是独居和其他居住方式。将行平均得分相近的独居和其他居住方式合并，发现仅和配偶一起居住者的行平均得分显著性高于独居和其他居住方式者（Row Mean Scores Differ=6.4339，$p=0.0112$）。也就是说，社区老年人中，受教育程度较高、月收入较高及和配偶一起居住的老年人更加注意控制日常饮食中的食盐量（表 7-52）。

表 7-52　日常饮食中食盐量控制行为得分情况

组别	得分					合计	Row Mean Scores Differ/Nonzero Correlation	p
	1	2	3	4	5			
性别							0.4722	0.4920
男	165	60	64	244	149	682		
女	204	60	66	285	205	820		
合计	369	120	130	529	354	1502		
年龄（岁）							0.0534	0.8173
65～74	220	74	74	339	206	913		
75～84	149	46	56	190	148	589		
合计	369	120	130	529	354	1502		
受教育年限							16.7862	＜0.0001
≤12 年	353	114	119	484	309	1379		
＞12 年	16	6	11	45	45	123		
合计	369	120	130	529	354	1502		
目前的婚姻状况							0.0121	0.9124
未婚/离异/丧偶	108	33	45	159	103	448		
有配偶	261	87	85	370	251	1054		
合计	369	120	130	529	354	1502		
月收入（元）							9.5938*	0.0020
＞3001	7	1	7	26	14	55		
2001～3000	47	17	24	87	68	243		
901～2000	229	79	68	305	199	880		
900 及以下	67	17	24	77	56	241		
不愿意回答	19	6	7	34	17	83		
合计	369	120	130	529	354	1502		
过去半年的居住情况							6.7879	0.0336

续表

组别	得分					合计	Row Mean Scores Differ/Nonzero Correlation	p
	1	2	3	4	5			
独居	46	16	25	66	43	196		
仅和配偶居住	139	49	41	246	157	632		
其他	184	55	64	217	154	674		
合计	369	120	130	529	354	1502		

注：α=0.05，双侧检验；*采用非零相关（Nonzero Correlation）进行统计分析。

（3）日常饮食中糖的食用量控制情况

和食盐一样，日常饮食中糖的食用量不能过高，否则不利于老年痴呆症预防。控制日常饮食中糖的食用量也是老年痴呆症早期预防的重要内容之一。调查发现，日常饮食中糖的食用量控制情况（行为维度条目 P14），“从不”和“偶尔”注意限制日常饮食中糖食用量的社区老年人占 32.1%和 9.6%，“经常”和“一直是”的分别占 27.5%和 23.6%（表 7-53）。

表 7-53　日常饮食中糖的食用量控制情况

您是否注意限制日常饮食中食盐使用量	人数	构成比（%）
从不	482	32.1
偶尔	144	9.6
有时	109	7.3
经常	413	27.5
一直是	354	23.6
合计	1502	100.0

受教育年限≤12 年组的日常饮食中糖的食用量控制情况行平均得分显著性低于受教育年限＞12 年组（Row Mean Scores Differ=4.4001，p=0.0359）。也就是说，受教育程度是唯一影响社区老年人日常饮食中糖的食用量控制情况的主要因素。相对于受教育程度较低的老年人，受教育程度较高的老年人更倾向于控制日常饮食中糖的食用量（表 7-54）。

表 7-54　日常饮食中糖的食用量控制行为得分情况

组别	得分					合计	Row Mean Scores Differ/Nonzero Correlation	p
	1	2	3	4	5			
性别							0.8633	0.3528
男	219	67	59	192	145	682		
女	263	77	50	221	209	820		
合计	482	144	109	413	354	1502		
年龄（岁）							0.1324	0.7160
65～74	294	83	62	258	216	913		
75～84	188	61	47	155	138	589		
合计	482	144	109	413	354	1502		
受教育年限							4.4001	0.0359
≤12 年	449	138	102	368	322	1379		
＞12 年	33	6	7	45	32	123		
合计	482	144	109	413	354	1502		
目前的婚姻状况							0.4476	0.5035
未婚/离异/丧偶	142	38	36	119	113	448		
有配偶	340	106	73	294	241	1054		
合计	482	144	109	413	354	1502		
月收入（元）							1.1507*	0.2834
＞3001	13	3	4	22	13	55		
2001～3000	74	28	16	73	52	243		
901～2000	287	91	54	239	209	880		
900 及以下	83	15	28	56	59	241		

续表

组别	得分					合计	Row Mean Scores Differ/Nonzero Correlation	p
	1	2	3	4	5			
不愿意回答	25	7	7	23	21	83		
合计	482	144	109	413	354	1502		
过去半年的居住情况							3.8808	0.1436
独居	70	20	18	38	50	196		
仅和配偶居住	186	65	36	189	156	632		
其他	226	59	55	186	148	674		
合计	482	144	109	413	354	1502		

注：α=0.05，双侧检验；*采用非零相关（Nonzero Correlation）进行统计分析。

（4）社会活动参与情况

积极参加社区或其他机构组织的社会活动有利于预防老年痴呆症、延缓老年痴呆症的病情进展。调查发现，社区或其他机构组织活动参与情况（行为维度条目 P15），56.2%的社区老年人平时“从不”参加社区或其他机构组织的活动，“偶尔”占 17.3%，“经常” 和“一直是”分别占 12.1%和 3.7%（表 7-55）。

表 7-55　社区或其他机构组织活动参与情况

平时参加社区或其他机构组织的活动吗	人数	构成比（%）
从不	844	56.2
偶尔	260	17.3
有时	160	10.7
经常	182	12.1
一直是	56	3.7
合计	1502	100.0

社区或其他机构组织活动参与情况行平均得分男性显著性高于女性（Row Mean Scores Differ=4.3619，p=0.0368）；受教育年限≤12 年组显著性低于受教

育年限＞12 年组（Row Mean Scores Differ=11.8250，p=0.0006）。月收入（元）和社区或其他机构组织活动参与情况的行平均得分存在着显著性非零相关（Nonzero Correlation=21.3680，p＜0.0001），进一步分析发现，月收入（元）与该行为得分存在正相关（r=0.125，p=0.000），即随着月收入（元）增加，社区或其他机构组织活动参与情况得分增加。该行为的行平均得分在过去半年的居住情况组间存在显著性差异（Row Mean Scores Differ=11.6017，p=0.0030），仅和配偶一起居住者行平均得分最高，其次是独居和其他居住方式。将行平均得分相近的独居和仅和配偶一起居住合并为空巢组，空巢组行平均得分显著性高于非空巢组（Row Mean Scores Differ=11.5827，p=0.0007）。也就是说，社区老年人中，男性、受教育程度较高、月收入较高及空巢老年人相对于女性、受教育程度较低、月收入较低及非空巢老年人的社区或其他机构组织活动的参与频率高（表 7-56）。

表 7-56　不同人口社会学特征老年人的社区或其他机构组织活动参与情况

组别	平时参加社区或其他机构组织的活动吗					合计	Row Mean Scores Differ/Nonzero Correlation	p
	从不	偶尔	有时	经常	一直是			
性别							4.3619	0.0368
男	365	119	76	97	25	682		
女	479	141	84	85	31	820		
合计	844	260	160	182	56	1502		
年龄（岁）							0.0217	0.8828
65～74	513	158	95	112	35	913		
75～84	331	102	65	70	21	589		
合计	844	260	160	182	56	1502		
受教育年限							11.8250	0.0006
≤12 年	795	232	143	159	50	1379		
＞12 年	49	28	17	23	6	123		
合计	844	260	160	182	56	1502		
目前的婚姻状况							3.5552	0.0594
未婚/离异/丧偶	265	75	53	39	16	448		

续表

组别	平时参加社区或其他机构组织的活动吗					合计	Row Mean Scores Differ/Nonzero Correlation	p
	从不	偶尔	有时	经常	一直是			
有配偶	579	185	107	143	40	1054		
合计	844	260	160	182	56	1502		
月收入（元）							21.3680*	＜0.0001
＞3001	28	7	6	10	4	55		
2001～3000	120	48	22	39	14	243		
901～2000	483	159	106	104	28	880		
900 及以下	167	29	21	20	4	241		
不愿意回答	46	17	5	9	6	83		
合计	844	260	160	182	56	1502		
过去半年的居住情况							11.6017	0.0030
独居	100	40	25	21	10	196		
仅和配偶居住	326	125	65	88	28	632		
其他	418	95	70	73	18	674		
合计	844	260	160	182	56	1502		

注：α=0.05，双侧检验；*采用非零相关（Nonzero Correlation）进行统计分析。

（5）平常身体锻炼情况

多运动和身体锻炼有利于预防老年痴呆症、延缓老年痴呆症的病情进展。调查发现，关于身体锻炼情况（行为维度条目 P16），“从不”和“偶尔”平时锻炼身体的社区老年人分别占 11.1%和 7.1%，“经常”和“一直是”平时锻炼身体的分别占 37.0%和 35.6%（表 7-57）。

表 7-57　老年人身体锻炼情况

平时锻炼身体吗	人数	构成比（%）
从不	167	11.1
偶尔	106	7.1

续表

平时锻炼身体吗	人数	构成比（%）
有时	140	9.3
经常	555	37.0
一直是	534	35.6
合计	1502	100.0

男性的身体锻炼情况行平均得分显著性高于女性（Row Mean Scores Differ=5.3249，*p*=0.0210）；受教育年限≤12 年组的身体锻炼情况行平均得分显著性低于受教育年限>12 年组（Row Mean Scores Differ=6.8466，*p*=0.0089）；有配偶者的身体锻炼情况行平均得分显著性高于未婚/离异/丧偶者（Row Mean Scores Differ=6.3080，*p*=0.0120）。月收入（元）和身体锻炼情况得分存在着显著性非零相关（Nonzero Correlation= 9.1186，*p*=0.0025），进一步分析发现，月收入（元）与该行为得分存在正相关（r=0.076，*p*=0.004），即随着月收入（元）增加，身体锻炼情况得分增加。该行为的行平均得分在过去半年的居住情况组间存在显著性差异（Row Mean Scores Differ=9.9885，*p*=0.0068），仅和配偶一起居住者行平均得分最高，其次是独居和其他居住方式。将行平均得分相近的独居和其他居住方式者合并，仅和配偶一起居住者行平均得分显著性高于独居和其他居住方式者（Row Mean Scores Differ=9.1596，*p*=0.0025）。即社区老年人中，男性、受教育程度较高、月收入较高、有配偶、和配偶一起居住的老年人相对于女性、受教育程度较低、月收入较低、未婚/离异/丧偶、独居和其他居住方式的老年人的平时锻炼身体频率较高（表 7-58）。

表 7-58　不同人口社会学特征老年人的身体锻炼情况

组别	平时锻炼身体吗					合计	Row Mean Scores Differ/Nonzero Correlation	*p*
	从不	偶尔	有时	经常	一直是			
性别							5.3249	0.0210
男	65	37	61	276	243	682		
女	102	69	79	279	291	820		
合计	167	106	140	555	534	1502		
年龄（岁）							3.6412	0.0564

续表

组别	平时锻炼身体吗					合计	Row Mean Scores Differ/Nonzero Correlation	p
	从不	偶尔	有时	经常	一直是			
65～74	89	65	82	345	332	913		
75～84	78	41	58	210	202	589		
合计	167	106	140	555	534	1502		
受教育年限							6.8466	0.0089
≤12 年	160	100	129	510	480	1379		
＞12 年	7	6	11	45	54	123		
合计	167	106	140	555	534	1502		
目前的婚姻状况							6.3080	0.0120
未婚/离异/丧偶	58	46	44	143	157	448		
有配偶	109	60	96	412	377	1054		
合计	167	106	140	555	534	1502		
月收入（元）							9.1186*	0.0025
＞3001	3	4	3	24	21	55		
2001～3000	21	11	23	87	101	243		
901～2000	93	69	81	324	313	880		
900 及以下	37	14	24	89	77	241		
不愿意回答	13	8	9	31	22	83		
合计	167	106	140	555	534	1502		
过去半年的居住情况							9.9885	0.0068
独居	21	19	21	57	78	196		
仅和配偶居住	59	31	58	246	238	632		
其他	87	56	61	252	218	674		
合计	167	106	140	555	534	1502		

注：α=0.05，双侧检验；*采用非零相关（Nonzero Correlation）进行统计分析。

5. 老年痴呆症 KAP 量表得分情况

（1）KAP 量表总得分情况

老年痴呆症 KAP 量表的总得分综合反映了被调查者的老年痴呆症相关知识、态度和行为各维度的基本情况，是对被调查者的老年痴呆症相关知识、态度和行为的总体评价。调查发现，社区老年人的老年痴呆症 KAP 量表的总分是 26.89±5.30，最高 40 分，最低 13 分；知识维度得分是 2.72±2.032，最高 5 分，最低 0 分；态度维度得分是 14.81±2.54，最高 20 分，最低 5 分；行为维度得分是 9.36±3.48，最高 15 分，最低 3 分（表 7-59）。

表 7-59　1502 名社区老年人 KAP 量表的得分情况

得分	人数	最低	最高	平均±SD
KAP 量表总分	1502	13	40	26.89±5.30
知识	1502	0	5	2.72±2.03
态度	1502	5	20	14.81±2.54
行为	1502	3	15	9.36±3.48

将老年痴呆症 KAP 量表总得分及各维度得分进行组间比较来分析不同人口社会特征人群的老年痴呆症 KAP 量表得分区别。调查发现，性别、年龄、受教育年限、目前的婚姻状况、月收入（元）、过去半年居住情况等组间在 KAP 量表总得分和（或）各维度得分上存在显著性差异。这提示，性别、年龄、受教育年限、目前的婚姻状况、月收入（元）、过去半年居住情况等可能是影响社区老年人老年痴呆症 KAP 量表总得分及各维度得分的因素（表 7-60）。

表 7-60　KAP 量表各维度得分和总得分的组间比较情况

组别		例数	KAP 量表总分	知识	态度	行为
性别	男	682	27.01±5.19	2.92±1.95**	14.87±2.60	9.22±3.49
	女	820	26.79±5.39	2.56±2.09	14.75±2.50	9.48±3.47
年龄(岁)	65～74	913	27.27±5.25**	2.91±1.98**	14.96±2.57**	9.41±3.43
	75～84	589	26.30±5.31	2.44±2.09	14.57±2.49	9.29±3.55
受教育年限	≤12 年	1379	26.65±5.26**	2.65±2.04**	14.75±2.56**	9.24±3.48**
	＞12 年	123	29.60±4.89	3.50±1.75	15.39±2.34	10.71±3.25
目前婚姻状况	未婚/离异/丧偶	448	26.42±5.28*	2.45±2.04**	14.67±2.65	9.30±3.49
	有配偶	1054	27.09±5.29	2.84±2.02	14.86±2.50	9.39±3.48

续表

	组别	例数	KAP 量表总分	知识	态度	行为
月收入（元）	＞3001	55	29.47±4.81**	3.25±1.96**	15.35±2.99**	10.87±3.05**
	2001～3000	243	28.23±4.89	3.05±1.96	15.28±2.31	9.90±3.39
	901～2000	880	26.84±5.25	2.73±2.02	14.85±2.51	9.26±3.50
	900 及以下	241	25.24±5.70	2.29±2.10	14.16±2.65	8.80±3.56
	不愿意回答	83	26.50±4.34	2.59±2.08	14.49±2.55	9.42±3.19
居住情况	独居	196	26.07±5.27**	2.54±2.02**	14.45±2.79*	9.08±3.42**
	仅和配偶	632	27.68±5.16	2.97±2.00	14.97±2.49	9.74±3.42
	其他	674	26.39±5.34	2.55±2.05	14.75±2.51	9.08±3.52

注：α=0.05，双侧检验；*p＜0.05，**p＜0.01。

（2）KAP 量表得分的影响因素分析

影响老年痴呆症 KAP 量表得分的因素众多，采用科学的统计方法筛选出主要影响因素有助于找出老年痴呆症社区早期预防与人群管理的重点关注人群。项目组将可能影响 KAP 量表总得分及各维度得分的因素（性别、年龄、受教育年限、目前的婚姻状况、月收入（元）、过去半年的居住情况、社会活动参与情况、身体锻炼情况、兴趣爱好）赋值，纳入多因素模型，进行多元逐步回归分析（$\alpha_{入}$=0.05，$\alpha_{出}$=0.10），依据方差膨胀因子（VIF），剔除造成自变量共线性的目前的婚姻状况和月收入（元）两个变量（表 7-61）。

表 7-61 可能的影响因素与变量赋值

变量	变量名	赋值
性别	Gender	男=0，女=1
年龄	Agegroup	65～74 岁=0，75～84 岁=1
受教育年限	Educationyear	≤12 年=0，＞12 年=1
过去半年居住情况	Livingarrangement	独居=0，非独居=1
社会活动参与	Socialactivity	从不=1，偶尔=2，有时=3，经常=4，一直是=5
身体锻炼	Exercise	从不=1，偶尔=2，有时=3，经常=4，一直是=5
兴趣爱好	Hobby	种类数

建立KAP量表总得分模型发现，高龄组（75～84岁）是KAP量表总得分的负向影响因素，受教育年限＞12年、积极参加社区和其他机构组织的活动和锻炼身体、有兴趣爱好（≥1种）等是KAP量表总得分的正向影响因素。也就是说，社区老年人中，低龄、受教育程度较高、积极参加社区和其他机构组织的活动和锻炼身体、有兴趣爱好（≥1种）者的老年痴呆症相关知识的知晓率、正确的态度、良好的行为生活习惯等总体情况要好于高龄、受教育程度较低、不积极参加社区和其他机构组织的活动和锻炼身体、没有兴趣爱好者（表7-62）。

表7 62　KAP量表总得分模型参数估计值

Model	Unstandardized Coefficients		Standardized Coefficients	t	Sig.	95%CI for B	
	B	Std. Error	Beta			Lower	Upper
Constant	21.867	0.619		35.346	0.000	20.653	23.080
Gender	0.248	0.265	0.023	0.935	0.350	−0.273	0.769
Agegroup	−0.822	0.271	−0.076	−3.030	0.002	−1.353	−0.290
Educationyear	2.459	0.484	0.127	5.080	0.000	1.510	3.409
Livingarrangement	0.759	0.393	0.048	1.930	0.054	−0.013	1.530
Socialactivity	0.365	0.110	0.084	3.307	0.001	0.149	0.582
Exercise	0.766	0.103	0.188	7.433	0.000	0.564	0.968
Hobby	0.761	0.194	0.099	3.917	0.000	0.380	1.142

注：R Square=0.100，Adjusted R Square=0.096，Model Test．F=23.829，p=0.000。

建立KAP量表知识维度得分模型分析老年痴呆症KAP量表知识维度的主要影响因素，发现女性、高龄组（75～84岁）是KAP量表知识维度得分的负向影响因素，受教育年限＞12年、积极参加社区和其他机构组织的活动和锻炼身体是正向影响因素。也就是说，社区老年人中，女性和高龄老人的老年痴呆症的相关知识比较贫乏，受教育程度较高、积极参加社区和其他机构组织的活动及锻炼身体的老年人的老年痴呆症的相关知识的知晓率要高于受教育程度低和不积极参加社区和其他机构组织的活动及锻炼身体的老年人（表7-63）。

表 7-63 知识维度得分模型参数估计值

Model	Unstandardized Coefficients		Standardized Coefficients	t	Sig.	95%CI for B	
	B	Std. Error	Beta			Lower	Upper
Constant	2.071	0.244		8.491	0.000	1.592	2.549
Gender	–0.262	0.105	–0.064	–2.508	0.012	–0.468	–0.057
Agegroup	–0.461	0.107	–0.111	–4.313	0.000	–0.671	–0.251
Educationyear	0.737	0.191	0.099	3.862	0.000	0.363	1.111
Livingarrangement	0.061	0.155	0.010	0.390	0.696	–0.244	0.365
Socialactivity	0.089	0.044	0.053	2.040	0.042	0.003	0.174
Exercise	0.202	0.041	0.129	4.970	0.000	0.122	0.282
Hobby	–0.070	0.077	–0.024	–0.918	0.359	–0.221	0.080

注：R Square=0.053，Adjusted R Square=0.049，Model Test：F=12.002，p=0.000。

同样，建立 KAP 量表态度维度得分模型分析老年痴呆症 KAP 量表态度维度的主要影响因素，发现高龄组（75～84 岁）是 KAP 量表态度维度得分的负向影响因素，积极锻炼身体和有兴趣爱好（≥1 种）是正向影响因素。这提示高龄老人更易于对老年痴呆症产生偏见、社会歧视等不友善态度，同时积极锻炼身体和有兴趣爱好（≥1 种）的社区老年人对老年痴呆症的态度更为理性和宽容（表 7-64）。

表 7-64 态度维度得分模型参数估计值

Model	Unstandardized Coefficients		Standardized Coefficients	t	Sig.	95%CI for B	
	B	Std. Error	Beta			Lower	Upper
Constant	13.427	0.307		43.714	0.000	12.825	14.030
Gender	0.002	0.132	0.000	0.016	0.987	–0.256	0.261
Agegroup	–0.326	0.135	–0.063	–2.425	0.015	–0.590	–0.062
Educationyear	0.454	0.240	0.049	1.890	0.059	–0.017	0.926
Livingarrangement	0.322	0.195	0.043	1.649	0.099	–0.061	0.705
Socialactivity	0.049	0.055	0.023	0.885	0.376	–0.059	0.156
Exercise	0.178	0.051	0.091	3.478	0.001	0.078	0.278
Hobby	0.427	0.096	0.116	4.422	0.000	0.237	0.616

注：R Square=0.039，Adjusted R Square=0.035，Model Test：F=8.726，p=0.000。

同理，建立 KAP 量表行为维度得分模型分析老年痴呆症 KAP 量表行为维度的主要影响因素，发现女性、受教育年限＞12 年、积极参加社区和其他机构组织的活动和锻炼身体、有兴趣爱好（≥1 种）等是正向影响因素。这提示社区老年人中女性、受教育程度较高、积极参加社区和其他机构组织的活动和锻炼身体、有兴趣爱好（≥1 种）者的老年痴呆症相关行为生活习惯有利于老年痴呆症的预防（表 7-65）。

表 7-65　行为维度得分模型参数估计值

Model	Unstandardized Coefficients		Standardized Coefficients	*t*	Sig.	95%CI for B	
	B	Std. Error	Beta			Lower	Upper
Constant	6.369	0.415		15.329	0.000	5.554	7.184
Gender	0.509	0.178	0.073	2.853	0.004	0.159	0.858
Agegroup	–0.034	0.182	–0.005	–0.188	0.851	–0.391	0.323
Educationyear	1.268	0.325	0.100	3.899	0.000	0.630	1.906
Livingarrangement	0.376	0.264	0.036	1.425	0.154	–0.142	0.895
Socialactivity	0.228	0.074	0.080	3.073	0.002	0.082	0.373
Exercise	0.386	0.069	0.144	5.579	0.000	0.250	0.522
Hobby	0.405	0.130	0.080	3.102	0.002	0.149	0.661

注：R Square=0.061，Adjusted R Square=0.056，Model Test：F=13.813，p=0.000。

6. 不同筛查结果人群的 KAP 量表比较

（1）老年痴呆症相关知识知晓率比较

将筛查阳性的 262 人和阴性的 936 人的 KAP 量表总得分及各维度得分进行比较发现，筛查阳性人群在老年痴呆症患者记忆功能受损情况（知识维度条目 K1）（阳性人群 57.3% vs. 阴性人群 72.2%）、计算力/理解力/注意力变差（知识维度条目 K2）（阳性人群 51.1% vs. 阴性人群 67.9%）、情绪或行为变化（知识维度条目 K3）（阳性人群 38.5% vs. 阴性人群 52.8%）、语言表达变差等早期症状（知识维度条目 K4）（阳性人群 40.8% vs. 阴性人群 59.4%）、病情发展进程（知识维度条目 K5）（阳性人群 43.1% vs. 阴性人群 63.9%）等知晓率均显著性低于筛查阴性人群。由此可见，MoCA 筛查阳性人群的老年痴呆症相关知识知晓率是明显低于筛查阴性结果人群的（表 7-66）。

表 7-66　筛查阳性和阴性人群的 KAP 量表知识维度各条目得分

条目/得分		MoCA 筛查结果		合计	Pearson Chi-Square	p
		阳性	阴性			
K1	0	112	260	372	21.428	0.000
	1	150	676	826		
合计		262	936	1198		
K2	0	128	300	428	25.171	0.000
	1	134	636	770		
合计		262	936	1198		
K3	0	161	442	603	16.577	0.000
	1	101	494	595		
合计		262	936	1198		
K4	0	155	380	535	28.538	0.000
	1	107	556	663		
合计		262	936	1198		
K5	0	149	338	487	36.564	0.000
	1	113	598	711		
合计		262	936	1198		

注：α=0.05，双侧检验。

（2）老年痴呆症相关态度比较

和筛查阴性人群相比，筛查阳性人群在“老人出现记忆力持续减退，或伴有容易走失、语言表达能力变差等症状没有必要去医院检查”（态度维度条目 A7）、“得了老年痴呆症是件丢脸的事情”（态度维度条目 A9）、“家里的老人得了老年痴呆症，外人知道了会笑话的”（态度维度条目 A10）等条目的行平均得分显著性低于前者，即和筛查阴性人群相比，筛查阳性人群对老年痴呆症及时诊断的态度消极，对老年痴呆症的耻感强烈（表 7-67）。

表 7-67　筛查阳性和阴性人群的 KAP 量表态度维度各条目得分

条目/得分		MoCA 筛查结果		合计	Row Mean Scores Differ	p
		阳性	阴性			
A7	1	9	38	47	5.1853	0.0228
	2	60	181	241		
	3	58	120	178		
	4	105	466	571		
	5	30	131	161		
合计		262	936	1198		
A8	1	10	48	58	2.8471	0.0915
	2	55	174	229		
	3	62	134	196		
	4	105	448	553		
	5	30	132	162		
合计		262	936	1198		
A9	1	1	5	6	19.1023	<0.0001
	2	17	32	49		
	3	49	69	118		
	4	146	605	751		
	5	49	225	274		
合计		262	936	1198		
A10	1	4	3	7	11.9164	0.0006
	2	11	38	49		
	3	45	67	112		
	4	150	607	757		
	5	52	221	273		
合计		262	936	1198		

注：α=0.05，双侧检验。

筛查阳性人群和阴性人群对老年痴呆症病因的看法（态度维度条目 A6）

存在显著性差异（Row Mean Scores Differ =5.5132，p=0.0189）。和筛查阴性人群相比，筛查阳性人群更倾向于认为“老年痴呆症不是疾病，是自然衰老现象”（表 7-68）。

表 7-68 筛查阳性和阴性人群对老年痴呆症病因的看法

组别		不是疾病，是自然衰老现象					合计	Row Mean Scores Differ	p
		非常不同意	不同意	不表态随便	同意	非常同意			
MoCA 筛查结果	阳性	31	89	66	64	12	262	5.5132	0.0189
	阴性	123	444	116	211	42	936		
合计		154	533	182	275	54	1198		

注：α=0.05，双侧检验。

筛查阳性人群和阴性人群对对老年痴呆症患者的友善程度（态度维度条目 A11）同样存在显著性差异（Row Mean Scores Differ =5.3945，p=0.0202）。和筛查阴性人群相比，筛查阳性人群对老年痴呆症患者的友善意愿不强，即更倾向于不愿意和得了老年痴呆症的朋友交往（表 7-69）。

表 7-69 筛查阳性和阴性人群对老年痴呆症患者的友善意愿

组别		朋友得了老年痴呆症，是否愿意和他交往					合计	Row Mean Scores Differ	p
		非常不愿意	不愿意	不表态随便	愿意	非常愿意			
MoCA 筛查结果	阳性	2	38	40	149	33	262	5.3945	0.0202
	阴性	11	109	80	588	148	936		
合计		13	147	120	737	181	1198		

注：α=0.05，双侧检验。

由此可见，MoCA 筛查阳性人群更倾向于采用不正确的态度对待老年痴呆症及其患者。MoCA 筛查阳性人群的老年痴呆症相关知识的贫乏不可避免地将导致这一结果。

（3）老年痴呆症相关行为比较

和筛查阴性人群相比，筛查阳性人群在 KAP 量表行为维度各条目的行平均得分均低于前者，其中，日常饮食中食盐量的控制情况（行为维度条目 P13）在筛查阳性和阴性人群间存在显著性差异（Row Mean Scores Differ =7.5966，p=0.0058），即筛查阳性人群倾向于不注意限制日常饮食中盐的食用量（表 7-70）。

表 7-70　筛查阳性和阴性人群的 KAP 量表行为维度各条目得分

条目/得分		MoCA 筛查结果		合计	Row Mean Scores Differ	p
		阳性	阴性			
P12	1	74	234	308	3.3617	0.0667
	2	25	82	107		
	3	37	111	148		
	4	80	290	370		
	5	46	219	265		
合计		262	936	1198		
P13	1	74	217	291	7.5966	0.0058
	2	25	70	95		
	3	25	77	102		
	4	91	323	414		
	5	47	249	296		
合计		262	936	1198		
P14	1	87	295	382	3.3385	0.0677
	2	31	79	110		
	3	22	65	87		
	4	72	249	321		
	5	50	248	298		
合计		262	936	1198		

注：α=0.05，双侧检验。

对筛查阳性人群和阴性人群的社区或其他机构组织活动参与情况和身体锻炼情况进行比较，发现和筛查阴性人群相比，筛查阳性人群身体锻炼情况（行为维度条目 P16）的行平均得分显著性低于前者（Row Mean Scores Differ=7.4071，p=0.0065）（表 7-71 和表 7-72）。

表 7-71 筛查阳性和阴性人群的社区或其他机构组织活动参与情况

组别		平时参加社区或其他机构组织的活动吗					合计	Row Mean Scores Differ	p
		从不	偶尔	有时	经常	一直是			
MoCA 筛查结果	阳性	145	51	29	31	6	262	1.6354	0.2010
	阴性	504	162	104	123	43	936		
合计		649	213	133	154	49	1198		

注：α=0.05，双侧检验。

表 7-72 筛查阳性和阴性人群的身体锻炼情况

组别		平时锻炼身体吗					合计	Row Mean Scores Differ	p
		从不	偶尔	有时	经常	一直是			
MoCA 筛查结果	阳性	33	19	31	96	83	262	7.4071	0.0065
	阴性	87	56	78	342	373	936		
合计		120	75	109	438	456	1198		

注：α=0.05，双侧检验。

综合以上分析，发现 MoCA 筛查阳性人群老年痴呆症相关知识的贫乏、对待老年痴呆症及其患者的态度不正确，并采取了不利于老年痴呆症预防的不良的行为生活方式。

（4）KAP 量表得分情况比较

比较筛查阳性人群和阴性人群的 KAP 量表总得分及各维度得分，发现筛查阳性人群的 KAP 量表总得分及各维度得分均显著性低于筛查阴性人群。由此可见，MoCA 筛查阳性人群应成为当前老年痴呆症社区早期预防与人群管理的重点人群，应及时对他们开展健康宣传教育，进而转变他们对待老年痴呆症的态度，促使他们建立良好的行为生活习惯（表 7-73）。

表 7-73 参与筛查的 1198 人的 KAP 量表得分情况

组别		例数	KAP 量表总分	知识	态度	行为
MoCA 筛查结果	阳性	262	25.66±5.12**	2.31±2.04**	14.43±2.59**	8.92±3.40**
	阴性	936	27.90±5.14	3.16±1.91	15.13±2.50	9.61±3.49

注：α=0.05，双侧检验；*p<0.05，**p<0.01。

7. 筛查参与意愿不同人群的 KAP 比较

（1）老年痴呆症相关知识知晓率比较

将不愿意参与筛查的 214 人和其他 1288 人的 KAP 量表总得分及各维度得分进行比较发现，不愿意参与筛查者在老年痴呆症患者记忆功能受损情况（知识维度条目 K1）（不愿意筛查人群 43.9% vs. 愿意筛查人群 66.8%）、计算力/理解力/注意力变差（知识维度条目 K2）（不愿意筛查人群 38.8% vs. 愿意筛查人群 62.2%）、情绪或行为变化（知识维度条目 K3）（不愿意筛查人群 30.4% vs. 愿意筛查人群 48.1%）、语言表达变差等早期症状（知识维度条目 K4）（不愿意筛查人群 28.5% vs. 愿意筛查人群 53.8%）、病情发展进程（知识维度条目 K5）（不愿意筛查人群 34.6% vs. 愿意筛查人群 57.5%）等知晓率均显著性低于愿意参与筛查者（表 7-74）。

表 7-74　不愿意参与筛查者和愿意参与筛查者的 KAP 量表知识维度各条目得分

条目/得分		是否愿意参与筛查		合计	Pearson Chi-Square	p
		是	否			
K1	0	427	120	547	41.642	0.000
	1	861	94	955		
合计		1288	214	1502		
K2	0	487	131	618	41.510	0.000
	1	801	83	884		
合计		1288	214	1502		
K3	0	669	149	818	23.142	0.000
	1	619	65	684		
合计		1288	214	1502		
K4	0	595	153	748	46.985	0.000
	1	693	61	754		
合计		1288	214	1502		
K5	0	548	140	688	38.679	0.000

续表

条目/得分		是否愿意参与筛查		合计	Pearson Chi-Square	p
		是	否			
	1	740	74	814		
合计		1288	214	1502		

注：α=0.05，双侧检验。

（2）老年痴呆症相关态度比较

和愿意参与筛查者相比，不愿意参与筛查者在老年痴呆症是否应及时诊断（态度维度条目 A7）、对老年痴呆症个人耻感的看法（态度维度条目 A9）、对老年痴呆症家庭耻感的看法（态度维度条目 A10）等条目的行平均得分显著性低于前者，即和愿意参与筛查者相比，不愿意参与筛查者对老年痴呆症及时诊断的态度消极，对老年痴呆症的耻感强烈（表 7-75）。

表 7-75　不愿意参与筛查者和愿意参与筛查者的 KAP 量表态度维度各条目得分

条目/得分		是否愿意参与筛查		合计	Row Mean Scores Differ	p
		是	否			
A7	1	50	6	56	4.8163	0.0282
	2	259	41	300		
	3	201	66	267		
	4	610	88	698		
	5	168	13	181		
合计		1288	214	1502		
A8	1	59	5	64	1.7534	0.1855
	2	249	37	286		
	3	220	71	291		
	4	592	84	676		
	5	168	17	185		
合计		1288	214	1502		
A9	1	7	1	8	26.6391	＜0.0001
	2	53	10	63		
	3	142	56	198		
	4	794	125	919		

续表

条目/得分		是否愿意参与筛查		合计	Row Mean Scores Differ	p
		是	否			
	5	292	22	314		
合计		1288	214	1502		
A10	1	8	0	8	27.5757	<0.0001
	2	54	12	66		
	3	134	53	187		
	4	804	130	934		
	5	288	19	307		
合计		1288	214	1502		

注：α=0.05，双侧检验。

不愿意参与筛查者和愿意参与筛查者对老年痴呆症病因的看法（态度维度条目 A6）存在显著性差异（Row Mean Scores Differ=4.3440，p=0.0371），即和愿意参与筛查者相比，不愿意参与筛查者更倾向于认为"老年痴呆症不是疾病，是自然衰老现象"（表 7-76）。

表 7-76　不愿意参与筛查者和愿意参与筛查者对老年痴呆症病因的看法

组别		不是疾病，是自然衰老现象					合计	Row Mean Scores Differ	p
		非常不同意	不同意	不表态随便	同意	非常同意			
愿意参与筛查	是	160	571	206	295	56	1288	4.3440	0.0371
	否	13	77	69	52	3	214		
合计		173	648	275	347	59	1502		

注：α=0.05，双侧检验。

不愿意参与筛查者和愿意参与筛查者对老年痴呆症患者的友善程度（态度维度条目 A11）同样存在显著性差异（Row Mean Scores Differ=14.7468，p=0.0001），即和愿意参与筛查者相比，不愿意参与筛查者对老年痴呆症患者的友善意愿不强，即更倾向于不愿意和得了老年痴呆症的朋友交往（表 7-77）。

表 7-77　不愿意参与筛查者和愿意参与筛查者对老年痴呆症患者的友善意愿

组别		如果朋友得了老年痴呆症，是否愿意和他交往					合计	Row Mean Scores Differ	P
		非常不愿意	不愿意	不表态随便	愿意	非常愿意			
愿意参与筛查	是	14	154	147	783	190	1288	14.7468	0.0001
	否	3	31	53	108	19	214		
合计		17	185	200	891	209	1502		

注：α=0.05，双侧检验。

（3）老年痴呆症相关行为比较

和愿意参与筛查者相比，不愿意参与筛查者在日常饮食中营养均衡情况（行为维度条目 P12）行平均得分显著性低于前者（Row Mean Scores Differ=5.0452，p=0.0247），即不愿意参与筛查者倾向于不注意日常饮食中营养均衡情况（表 7-78）。

表 7-78　不愿意参与筛查者和愿意参与筛查者的 KAP 量表行为维度各条目得分

条目/得分		是否愿意参与筛查		合计	Row Mean Scores Differ	p
		是	否			
P12	1	333	68	401	5.0452	0.0247
	2	116	21	137		
	3	163	29	192		
	4	397	60	457		
	5	279	36	315		
合计		1288	214	1502		
P13	1	319	50	369	0.3418	0.5588
	2	101	19	120		
	3	109	21	130		
	4	442	87	529		
	5	317	37	354		
合计		1288	214	1502		
P14	1	415	67	482	0.5269	0.4679

续表

条目/得分	是否愿意参与筛查		合计	Row Mean Scores Differ	p
	是	否			
2	121	23	144		
3	88	21	109		
4	350	63	413		
5	314	40	354		
合计	1288	214	1502		

注：α=0.05，双侧检验。

对不愿意参与筛查者和愿意筛查者的社区或其他机构组织活动参与情况和身体锻炼情况进行比较，发现两者无明显差异（表 7-79 和表 7-80）。

表 7-79　不愿意参与筛查者和愿意参与筛查者社区或其他机构组织活动参与情况

组别		平时参加社区或其他机构组织的活动吗					合计	Row Mean Scores Differ	P
		从不	偶尔	有时	经常	一直是			
愿意参与筛查	是	713	224	142	157	52	1288	3.1716	0.0749
	否	131	36	18	25	4	214		
合计		844	260	160	182	56	1502		

注：α=0.05，双侧检验。

表 7-80　不愿意参与筛查者和愿意参与筛查者身体锻炼情况

组别		平时锻炼身体吗					合计	Row Mean Scores Differ	p
		从不	偶尔	有时	经常	一直是			
愿意参与筛查	是	143	86	116	471	472	1288	2.6318	0.1047
	否	24	20	24	84	62	214		
合计		167	106	140	555	534	1502		

注：α=0.05，双侧检验。

（4）KAP 量表得分情况比较

将不愿意参与筛查者和愿意参与筛查者的 KAP 量表总得分和各维度得分进行比较，发现不愿意参与筛查者的 KAP 量表总得分、知识和态度维度得分均显著性低于愿意参与筛查者（表 7-81）。

表 7-81　不愿意参与筛查者和愿意参与筛查者的 KAP 量表得分情况

组别		例数	KAP 量表总分	知识	态度	行为
是否愿意参与筛查	是	1288	27.23±5.26**	2.88±2.01**	14.93±2.57**	9.42±3.51
	否	214	24.86±5.07	1.76±1.94	14.08±2.29	9.01±3.32

注：α=0.05，双侧检验；*p＜0.05，**p＜0.01。

不愿意参与 MoCA 筛查本质上反映的是缺乏老年痴呆症早期预防的理念。只有在社区老年人中普遍性建立了老年痴呆症早期预防理念，老年痴呆症社区早期预防与人群管理体系才可能真正建立起来。

第 8 章　老年痴呆症实证研究要点

8.1　方法与工具

本研究采用的半结构深入访谈方法（semi-structured depth interview）是深入探究事实和了解真实情况的社会科学研究领域的重要方法之一（Hakim，1987；Hilary et al.，1999；Wengraf，2001）。半结构深入访谈一般按照一个粗线条式的访谈提纲进行，对提问方式和顺序、访谈对象的回答方式、访谈记录的方式和访谈的时间、地点等都没有具体的要求，访谈者可以根据访谈时的实际情况灵活地处理。半结构访谈方法的这些特性使其在社会科学研究领域有着十分重要的地位。扎根理论是公认的对定性资料进行科学分析的有效方法（Glaser et al.，1967；Strauss et al.，1997）。本研究正是采用这些科学的研究方法深入探究轻度认知障碍患者家属对老年痴呆症的真实认知情况。

为使社区相应卫生政策更具有针对性，本研究编制老年痴呆症相关知识-态度-行为（KAP）量表，作为全面、客观了解社区老年人及轻度认知障碍群体的老年痴呆症相关知识、态度、行为现况的量化研究工具。基于知信行理论，本研究从老年痴呆症相关知识、态度、行为三个维度构建该量表。经过预调查和专家咨询，净化和完善条目，最终 17 个条目得以保留，参与计分的条目 12 条，其中知识维度有 K1、K2、K3、K4、K5，态度维度有 A7、A8、A9、A10，行为维度有 P12、P13、P14。知识维度主要考察老年痴呆症相关症状与典型表现的知晓情况，态度维度主要考察对老年痴呆症及其患者的态度、相关就医态度等，行为维度主要考察相关健康行为。预调查结果显示，该量表一致性较好（α=0.645），内容效度、区分效度和结构效度均良好。

整群抽样又称聚类随机抽样，是将总体划分为若干群，以群为单位从总体中随机抽取若干群，对抽中的群内各单位实行普查的随机抽样方法。整群抽样的优点是实施方便、节省经费，特别适用于缺乏总体单位的抽样框。本研究正是采用这一方法抽取样本社区。

本研究采用轻度认知障碍快速筛查量表是蒙特利尔认知评估量表（Montreal Ccognitive Aassessment，MoCA），该量表是近年来在我国引进的新型快速筛查轻度认知障碍患者的评定工具。国外研究证实，MoCA 区别正常老人和轻度认知障碍的敏感度分别为 90%，明显优于 MMSE（18%），同时特异度较好（87%），这与国内相关研究结果相似（Hoops et al.，2009；Nasreddine et al.，2005；温洪波等，2008；李海员等，2009）。也有研究认为，MoCA 的部分问题对于受教育程度较低的人来说不好理解，特别是在图形识别、抽象思维等方面难以作答，应根据实际情况制定适合的截断值，以更好发挥 MoCA 中文版的筛查价值（易刚等，2011；张立秀等，2008）。但截至目前，我国尚未有 MoCA 中文版常模数据及公认的轻度认知障碍截断值标准。因此，本研究中轻度认知障碍筛查（MoCA 筛查）界值依然是 19～25 分。

8.2 结果与讨论

本研究中，轻度认知障碍患者家属首先注意到的患者最初表现和症状是记忆力减退，这和全球其他国家的老年认知损害患者家属/家庭照料者的描述相似（Blieszner et al.，2010；Tuokko et al.，2005；Bruce et al.，2008；Levey et al.，2006）。

在老年痴呆症的病因方面，本研究中轻度认知障碍患者家属的观点和国内外华人相似，即认为老年人的认知功能下降是人体正常的老化现象之一（Zhan，2004；Hinton et al.，1999）。两者不同的是，美国华人在认同记忆力减退等症状和人体自然衰老现象的同时，会带老年认知损害患者去医院进行相关检查和治疗（Alzheimer's Association，2009；Mahoney et al.，2005）；而本研究中，轻度认知障碍患者家属并没有一开始就足够重视轻度认知障碍患者的记忆力减退等表现和症状，他们仅在相关提醒下才会带患者就医，如在报纸上看到"中国医院认知调查"等相关信息。1998～1999 年，在北京、西安、上海、成都四个城市对老年痴呆症患者家属的调查也显示，只有 50%左右的受访者会在意识到家人的认知功能下降相关症状和表现是疾病所致后带患者去医院检查。

众所周知，随着年龄的增长，老年人各项身体功能开始缓慢衰退，目前没有有效的临床方法来阻止这种人体自然衰老现象的发生。和其他老年期慢性病一样，老年人的认知功能下降同样是一个缓慢发展的过程，且目前尚无有效的临床方法可以治愈。这也是绝大多数半结构访谈的受访者（轻度认知障碍患者的家属）即使在他们的家人被确诊为轻度认知障碍之后仍然坚持认为轻度认知障碍患者的表现和症状是正常老化现象的主要原因之一。

同时，由于轻度认知障碍的诊断是三级综合医院神经内科记忆门诊的临床专业医生做出的，出于对医生的信任，他们也认可医生对患者的诊断，即认为患者出现的认知损害相关症状是由于患了疾病所致。这种表面上看似相互矛盾的观点恰恰表明轻度认知障碍患者家属极度缺乏老年认知损害相关知识。

将轻度认知障碍患者的症状和表现看做是人体自然衰老现象可能会有助于避免社区居民对患老年认知损害等相关疾病患者的歧视（Wu et al.，2010；毕敏等，2010），但也可能导致老年认知损害患者的诊断和治疗延迟。例如，1998～1999 年，在北京、西安、上海、成都四个城市对确诊的老年痴呆症患者家属的调查显示，在没有带患者就医的人群中，高达 72%的受访者认为患者的认知功能下降相关症状和表现是人体的自然老化现象，另有 20%是由于痴呆没有临床有效的治疗方法（张振馨等，2005）。

和国内外关于华人老年认知损害患者家属的调查结果相似（吴军等，2010；Hinton et al.，1999；Hinton et al.，2000；Guo et al.，2000），本研究同样发现“老年痴呆症”这一中文疾病名称带有一定的歧视。多数受访者从传统文化层面上来理解“老年痴呆症”这一中文疾病名称，而不是从该疾病名称的神经病学症候学或病因学角度来理解其生物医学含义。中国传统文化中“痴”表示傻、无知、精神失常、疯癫等；“呆”表示傻、愚蠢，不灵活等。“痴呆”表示愚蠢的，精神失常等贬义，而“老年痴呆症”的字面意思是指老年人愚蠢、精神失常等。广泛的研究表明，“老年痴呆症”这一中文疾病名称明显增加了老年认知损害患者家属/家庭照料者的抑郁情绪，尽管并不是所有的轻度认知障碍患者都会转归为老年痴呆症或其他类型的痴呆（Alzheimer’s Association，2009），但缺乏必要的轻度认知障碍相关知识和信息可能导致社区居民将轻度认知障碍与“老年痴呆症”等同的错误观念，轻度认知障碍患者家属对“老年痴呆症”这一中文疾病名称的反感反映了他们对轻度认知障碍患者疾病转归结果的担忧。

基于“老年痴呆症”可能导致对老年痴呆症患者的歧视和偏见及诊断、治疗延迟的共识，香港卫生署、医院管理局、港大及中大医学院、评机会与其他政府机构、慈善团体等决定从 2010 年 10 月 29 日起统一采用“脑退化症”取代“老人痴呆症”这一中文疾病名称，以此消除公众对老年痴呆症及痴呆的误解及成见，避免患者因为害怕受歧视而延误治疗。因此，借鉴其他地区做法，设计适合中华文化传统的阿尔茨海默病（Alzheimer disease，AD）及“dementia”对应的中文疾病名称非常必要。

近几年来，记忆门诊开始在中国少数大城市的少数三级综合医院中开设。和其他门诊医生一样，记忆门诊的医生同样忙于诊断和开处方。通常情况下，一旦患者被确诊为轻度认知障碍，门诊医生随即会开具药物处方，而不是向患者及其家属讲解该如何积极应对和处理患者的认知功能下降相关症状、解释轻度认知障碍可能的疾病转归结果。这种必要的医患沟通的缺乏使得轻度认知障碍患者及其家属只能通过处方药物的说明书来获取基本的疾病信息。由于目前尚无有针对性的轻度认知障碍临床治疗药物，医生开具的处方药物多为老年痴呆症临床相关药物，这些说明书上的信息可能会进一步加剧轻度认知障碍患者及其家属对轻度认知障碍疾病转归的担忧。

作为卫生服务网络的网底，社区卫生服务中心的医务人员在对社区人群进行老年认知损害相关健康教育、健康促进方面具有无可比拟的优势，但他们大多缺乏痴呆相关知识。不仅如此，临床一线的三级综合医院医护人员中“总体了解”老年痴呆症的占 63.2%（其中，医生占 70.2%，护士占 58.7%）；“清楚”具体诊断标准的占 55.7%（其中，医生占 70.2%，护士占 46.7%），“清楚”老年痴呆症预防知识仅占 39.0%（其中，医生占 42.9%，护士占 36.6%）（蒋瑞辉等，2009）。这使得三级综合医院的记忆门诊成为了极少数轻度认知障碍患者及其家属获取痴呆相关知识和信息的主要途径。

老年认知损害相关知识和信息的极度缺乏是造成社区人群对老年痴呆症病因的错误认知、诊断和治疗延迟的主要原因之一。由于目前尚无阻止轻度认知障碍向老年痴呆症或其他类型痴呆转归的临床有效方法，且证据表明，健康的行为生活方式有助于减少老年人患痴呆的风险（Mayo Clinic staff，2010；Lüders et al.，2012；Tranah et al.，2011），因此，尽快对社区卫生服务中心医护人员开展老年认知损害相关疾病知识培训，并以社区卫生服务中心为平台在老年人群中开展痴呆相关健康教育、健康促进是社区痴呆早期预防、早期干预的关键。

计划生育政策的长期推行使得我国家庭结构逐步缩小，能承担照料老年人责任的子女数量急剧下降，空巢老年人越来越多（Bartlett et al.，1997；Wu et al.，2005）。和绝大多数发展中国家一样，共同居住的配偶是我国老年痴呆症患者的主要照料者（Shaji et al.，2009；张振馨等，2005）。目前我国长期照料体系尚处在起步阶段，大多数养老机构尚不具备接纳患有老年认知损害相关疾病老人的能力，且痴呆是养老院最常见的入住排除标准（Wu et al.，2009；Chu et al.，2008；Wu et al.，2008）。家庭照料几乎是老年痴呆症老年人照料的唯一选择。

这也是受访者对未来照料担忧的主要原因。因此，增设特别针对老年认知损害人群的社会养老机构或改善现有的社会养老机构条件使其具备接受患老年认知损害人群的能力可能对减轻轻度认知障碍患者家属对未来照料的担忧有帮助。

研究发现，轻度认知障碍总阳性率为 21.9%，这与国内其他轻度认知障碍快速筛查研究结果基本一致（方桂珍等，2009；杨敬源等，2008）。女性、高龄、受教育年限≤12 年是筛查阳性的危险因素，月收入（元）高是筛查阳性的保护性因素，这也与国内外相关研究结果一致（Tervo et al.，2004；Afgin et al.，2012）。本研究中不愿意参与 MoCA 筛查者 214 人，占各种原因未能参与筛查者总人数的 70.4%。这部分人群对 MoCA 筛查表现出反感情绪，有的甚至非常抵制。KAP 量表调查显示，这部分人群的老年痴呆症相关知识知晓率低下，对老年痴呆症及时就诊态度消极，痴呆耻感强烈，且更倾向于不健康的行为生活方式，无论 KAP 量表总得分、知识和态度维度得分均显著性低于愿意参与筛查者。同时，和愿意参与筛查者相比，这部分人群倾向于认为“老年痴呆症不是疾病，是自然衰老现象”和不愿意与得了老年痴呆症的朋友交往，他们对老年痴呆症患者的友善程度较低。这种对老年痴呆症病因的看法与对老年痴呆症的强烈耻感及对老年痴呆症患者的不友善态度反映了不愿意参与筛查者的矛盾心理：一方面将老年痴呆症归因于自然衰老可以缓解其内心对将来自己可能患老年痴呆症的焦虑，另一方面对老年痴呆症的强烈耻感和对老年痴呆症患者的不友善态度反映了他们可能是社区对老年痴呆症患者歧视和偏见的主要人群，提示消除社区对老年痴呆症患者歧视和偏见应重点关注这部分人群。

进一步分析发现，受教育程度是影响老年人筛查参与意愿的保护性因素，受教育程度越高，老年人愿意参与筛查的可能性越大。通常，受教育程度越高，获取健康知识的渠道越多，学习和掌握的健康及疾病知识能力越强，更容易采取健康的行为生活方式。受教育程度较高者往往更关注自身健康，对待疾病的态度更客观、积极，疾病预防意识相对较强，相对更容易接受疾病早期发现、早期诊断、早期治疗等观点，这也是本研究中受教育程度高者参与 MoCA 筛查意愿较强的主要原因。

同时，受教育年限＞12 年是 KAP 量表总得分、知识和行为维度得分的正向影响因素，即受教育年限＞12 年的老年人，对老年痴呆症的知识知晓率较高，行为生活方式更健康。性别和年龄组别间的受教育程度差异是女性、高龄组（75～84 岁）的 KAP 量表知识维度得分显著性低于男性、低龄组（65～74 岁）

的主要原因。由于受教育程度低者同时是痴呆高危人群，因此，对他们进行有针对性的老年痴呆症相关健康教育与健康促进（如进行健康行为生活方式指导等），提高其老年痴呆症相关知识知晓率，促其转变态度、采取健康行为生活方式，不仅是营造对老年痴呆症患者友好的社区人文环境的关键，同时也是痴呆早期预防、早期干预的关键。

1998～1999 年在北京、西安、上海、成都四个城市的老年痴呆症家属调查显示，超过 50%的老年痴呆症患者家属相信老年痴呆症是正常人体老化引起，而不是疾病（张振馨等，2005）。时隔十余年，本研究再次就老年痴呆症病因进行调查，发现仍有 27.0%的老年人表示同意/非常同意“老年痴呆症不是疾病，是自然衰老现象”这一说法。研究还发现，受教育程度低者和月收入（元）低者更倾向于同意 “老年痴呆症不是疾病，是自然衰老现象”。一般说来，受教育程度低者和低收入群体的卫生服务可及性较低，获取老年痴呆症相关知识和信息的渠道较少，对老年痴呆症病因存在错误认知的可能性较高，老年痴呆症相关知识的知晓率会更低。老年痴呆症相关知识的低知晓率是导致老年痴呆症患者低就诊和低治疗比例的主要原因（Mahoney et al.，2005）。研究发现，社区老年人群中关于老年痴呆症患者记忆功能受损情况的知晓率最高（63.6%）、情绪或行为变化的知晓率最低（45.5%）。由于老年痴呆症患者（特别是中晚期老年痴呆症）的情绪和行为变化与精神病患者的相关精神行为症状较相似，一般人很难区分，且中国传统上对精神病患者存在一定的歧视和偏见（Mahoney et al.，2005；Lin，1983），老年痴呆症相关知识的低知晓率还可能造成对老年痴呆症患者歧视和偏见的主要原因。因此，提高受教育程度低者和低收入群体老年痴呆症相关知识知晓率对于消除社区对老年痴呆症患者的歧视和偏见、提高老年认知损害相关疾病早期诊断、早期治疗都具有十分重要的意义。

MoCA 筛查阳性者是老年痴呆症的高危群体，全面了解这部分人群的老年痴呆症相关知识、态度、行为是制定老年痴呆症早期预防与人群管理政策的基础和前提。本研究中 KAP 量表的知识维度条目基本覆盖了老年痴呆症早期典型症状和表现。MoCA 筛查阳性者对老年痴呆症相关知识的知晓率在一定程度上反映了这部分人群对老年痴呆症早期症状的识别能力和预防意识。调查发现，相对于 MoCA 筛查阴性人群，筛查阳性人群在 KAP 量表知识维度各个条目的知晓率更低下，更倾向于认为“老年痴呆症不是疾病，是自然衰老现象”，且对老年痴呆症及时诊断的态度消极、对老年痴呆症的耻感强烈、更倾向于不健康的行为生活方式。这反映了 MoCA 筛查阳性人群的痴呆早期症状识别能力相当低下、老年痴呆症预防意识差。痴呆早期预防、早期干预的理念最终目的是痴呆高危人群能早期识别痴呆相关症状和表现，并主动采取正确的态度和行为应对和努力延缓其认知损害过程。筛查阳性者的老年痴呆症相关知识的低知晓率可能会导致其采取不正确的态度和行为，并可能最终影响其老年认知损害疾病的发生发展进程。因此，对 MoCA 筛查阳性人群及其家庭及时进行老年痴呆症相关知识宣传和教育，促其采取积极的应对态度和行为以延缓痴呆发生发展进程对我国社区痴呆防治至关重要。

8.3　结论与启示

8.3.1　研究结论

老年痴呆症重在社区早期预防与人群管理（特别是高危人群），轻度认知障碍为老年痴呆症社区早期预防与人群管理提供了一个独特的“机会之窗”。紧紧抓住这一难得的“机会之窗”开展老年痴呆症社区早期预防与人群管理相关研究对于积极应对人口老龄化背景下老年痴呆症的挑战、加快构建和完善我国老年痴呆症社区早期预防与人群管理体系有着重要的意义。

本实证研究主要研究结论如下：①轻度认知障碍患者家属期待获取老年认知损害相关疾病预防信息，对轻度认知障碍患者日后的照料表示担忧；②绝大多数轻度认知障碍家属不喜欢“老年痴呆症”这个中文疾病称呼，认为可能会造成对老年认知损害者的歧视；③老年痴呆症相关 KAP 量表的信度和效度良好，可全面反映社区老年人群的老年痴呆症相关知识、态度、行为情况；④社区老年人群对老年痴呆症记忆功能受损情况知晓率不高（63.6%），对老年痴呆症患者可能产生的情绪和行为变化的知晓率较低（45.5%）；超过半数的老年人对老年痴呆症及时就医态度较积极，对老年痴呆症的耻感较轻，会注意老年痴呆症相关日常健康饮食；⑤女性、高龄、受教育程度低者是 MoCA 筛查阳性的高危人群，其老年痴呆症相关知识知晓率低，对老年痴呆症及时诊断的态度消极，对老年痴呆症的耻感强烈，并倾向于不健康饮食行为。其中，受教育程度低者可能是社区对老年痴呆症患者歧视和偏见的主要人群。

8.3.2 政策启示

本书中老年痴呆症实证研究结果显示，当前我国社区中老年痴呆症早期预防的理念普遍还没有建立，有相当部分的老年人缺乏老年痴呆症相关知识，尚不能正确对待老年痴呆症及其患者，其行为生活方式不利于老年痴呆症早期预防。这些都表明当前在社区层面普遍建立老年痴呆症早期预防的理念、积极构建我国老年痴呆症社区早期预防与人群管理体系刻不容缓。

结合我国国情，有以下政策启示：①增加轻度认知障碍患者及其家属对老年认知损害相关疾病的预防知识，增设特别针对老年认知损害人群的社会养老机构或改善现有的社会养老机构条件使其具备接受患老年认知损害人群的能力可能对减轻轻度认知障碍患者家属对未来照料的担忧有帮助；②设计适合中华文化传统的“Alzheimer disease”及“dementia”对应的中文疾病名称非常必要，可能会对减轻社区人群对痴呆患者的偏见和社会歧视有帮助；③对社区卫生服务中心医护人员开展老年痴呆症相关培训，并以社区卫生服务中心为平台在社区老年人群中有针对性地开展痴呆相关健康教育和健康促进是老年痴呆症早期预防的关键；④关注女性、高龄、受教育程度低等 MoCA 筛查阳性高危人群，对其加强老年痴呆症相关知识宣传和教育，促其采取积极的应对态度和行为以延缓老年痴呆症发生发展进程对构建我国老年痴呆症社区早期预防与人群管理体系至关重要；⑤提高受教育程度低者的老年痴呆症相关知识知晓率，是消除社区对老年痴呆症患者的偏见和社会歧视、营造对老年痴呆症患者友好的社区人文环境的关键，应尽早开展社区老年痴呆症相关知识的健康宣传教育，及时转变社区老年人对老年痴呆症的态度，促其建立良好的行为生活习惯。

第 9 章　老年痴呆症社区早期预防与人群管理策略

9.1　社区早期预防与人群管理的必要性

老年痴呆症是我国面临的重大公共卫生问题。目前，全球关于老年痴呆症病因学还不是很清楚，也没有有效的临床治疗方法。老年痴呆症病程短则数年，长则数十年，一旦发病，病情不可逆转，造成的健康危害极大。

随着我国人口快速老龄化，老年痴呆症已成为带来越来越沉重的家庭和社会负担，阻碍了我国经济社会的转型进程。防治老年痴呆症的关键在于社区早期预防与人群管理。轻度认知障碍是全球公认的老年痴呆症早期预防与人群管理的“机会之窗”，它为老年痴呆症的早期预防与人群管理提供了时间，为成功防治老年痴呆症提供了可能性。

积极采取措施构建老年痴呆症社区早期预防与人群管理体系，不仅可以有效降低和延缓老年痴呆症的发生，还可以提高老年痴呆症患者及时就诊率、控制或延缓患者的病程进展，从而降低老年痴呆症带来的家庭和社会负担。同时，基于社区层面开展老年痴呆症早期预防与人群管理可以有效提高社区人群对老年痴呆症相关知识的知晓率，进而促进社区人群转变对老年痴呆症患者及其家庭的态度，建立健康的行为生活方式，为进一步形成老年痴呆症早期预防、早期干预的全民卫生观念及开展老年痴呆症早期预防与人群管理的全民卫生运动做准备，有利于社会转型期新型社区的和谐发展。

9.2　社区早期预防与人群管理的原则

9.2.1　早期预防为主

一般说来，慢性病预防可根据疾病自然史，在疾病病程发展的不同阶段采取不同的预防措施，以阻止疾病的发生、发展或恶化，也就是“三级预防”：①一级预防，又称“病因预防”；②二级预防，又称“三早预防”；③三级预防，即临床预防。

一级预防是预防疾病发生的根本措施，是在疾病尚未发生时针对致病因素（或危险因素）采取措施。世界卫生组织（World Health Organization，WHO）提出的“合理膳食、适量运动、戒烟限酒、心理平衡”是一级预防的基本原则。

二级预防指早期发现、早期诊断、早期治疗，是为了防止或减缓疾病发展而针对患病高危人群采取的系列措施。三级预防亦称临床预防。

三级预防指采取一系列的临床对症治疗和康复治疗措施以改善症状、减少疾病的不良反应，防止慢性病导致伤残和死亡，促进患者功能恢复，提高患者生存质量，延长患者寿命，降低病死率。

一级预防和二级预防主要采取的是人群预防策略，老年痴呆症早期预防更侧重于高危人群策略。由于多数慢性病病因不完全清楚，因此要完全做到一级预防是不可能的，但对发病高危人群进行早期发现、早期诊断、早期治疗是完全可行的。高龄（60 岁及以上）是老年痴呆症等认知障碍类疾病的致病危险因素，老年人（特别是轻度认知障碍患者）是老年痴呆症发病的高危人群。

以一级预防和二级预防为主的系列早期预防措施，既可以促使老年人群建立健康的行为生活方式以尽量降低老年痴呆症的发病危险，同时通过采用快捷简便的筛查工具对高危人群进行轻度认知障碍筛检以早期发现、早期诊断和早期治疗，以防止或减缓老年痴呆症病情进展。

老年痴呆症是一种典型的慢性病，病程长且不可逆，一旦发病将造成巨大的家庭和社会负担。由于老年痴呆症尚无有效的治疗方法，目前开展老年痴呆症早期预防是最可行、最可能产生巨大成本效益的重要方法之一。因此，构建老年痴呆症社区早期预防与人群管理体系的首要原则，是秉持“早期预防为主”的理念。

9.2.2 基于健康行为理论

健康教育是一级预防的主要举措。健康教育主要通过传播媒介对特定人群开展针对性的卫生保健知识宣传，促使人们自愿采取健康的行为生活方式，降低发病危险。知信行模式是健康教育领域目前运用得最广泛、最成熟的理论之一。诸多研究已经证实，基于知信行模式的健康教育可以通过向特定人群（特别是高危人群）宣传卫生保健相关知识和信息帮助人群建立积极、正确的信念和态度，并逐步实现人群改变不良行为生活方式的健康目的。

行为生活方式是目前全球公认的老年痴呆症的重要影响因素，帮助老年痴呆症的高危人群建立积极、正确的态度和健康的行为生活方式是老年痴呆症早期预防的重要内容。针对老年人（特别是轻度认知障碍患者）等老年痴呆症高危人群特征开展基于知信行模式的健康教育是构建老年痴呆症社区早期预防与人群管理体系的基本方法。

同时，个体的健康不仅需要个体本人对自身健康负责，也需要周围人群、社区环境等宏观层面对个体健康负责。老年痴呆症不仅是个人患病的问题，它更是患者家庭和我国社会必须共同面对的重大公共卫生问题。老年痴呆症早期预防与人群管理相关的良好人际间关系和社区氛围也可以帮助个体尽早建立老年痴呆症早期预防、早期干预的理念，促其采取正确的态度，建立健康行为生活方式。因此，基于个人、人际间和社区健康行为理论，从个人、人际间和社区多维度开展老年痴呆症社区早期预防、早期干预是构建老年痴呆症社区早期预防与人群管理体系的另一重要原则。

9.2.3　面向社区人群

老年痴呆症发病隐匿，特别是老年痴呆症患者病情初期的记忆力受损和行为改变等症状往往很难和一般老年性健忘区分。目前，我国社区人群普遍严重缺失老年痴呆症相关的知识和信息，致使社区人群无法理解老年痴呆症患者的症状，无法采取正确的、积极的态度来对待老年痴呆症及其患者，同时这也是使众多社区人群不理解甚至歧视老年痴呆症和轻度认知障碍患者、不愿意与患者及其家人交往、不愿意对患者友善甚至孤立患者的主要原因。偏见和社会歧视可能导致了绝大多数老年痴呆症患者及其高危人群——轻度认知障碍患者延误治疗，错过了最佳干预和治疗时机。

社会交往有助于延缓老年痴呆症的发生和发展，特别是对于老年痴呆症的高危人群——轻度认知障碍患者。社区人群对轻度认知障碍患者的不理解、歧视和孤立将进一步恶化患者病情，加速轻度认知障碍向老年痴呆症转变。在社区层面建立老年痴呆症早期预防理念，使得社区居民普遍掌握老年痴呆症相关知识，理解老年痴呆症患者的症状和老年痴呆症患者家人的处境，自觉采取友善对待老年痴呆症患者及其家人的态度，保持和老年痴呆症患者及其家人的正常社会交往，将有助于减缓老年痴呆症患者的病情进程、缓解老年痴呆症患者家人的精神压力。

当前我国人口快速老龄化，对老年痴呆症疾病本身的恐惧和对老年痴呆症患者将来的长达数年甚至数十年的长期照顾可能带来的经济负担和心理负担的担忧等负面情绪一旦在社区人群中蔓延开来，将严重影响到社会经济的稳定和发展，并将演化成不容小觑的社会管理问题。因此，老年痴呆症的早期预防、早期干预、基于知信行模式的健康教育等工作的开展必须面向普通社区人群。只有让普通社区人群都了解了老年痴呆症相关知识和健康危害，提高了老年痴呆症早期症状的识别能力，他们才可能正确对待老年痴呆症及其患者、早期发现并将老年痴呆症患者及时送医进行诊断和治疗，社区老年痴呆症高危人群才可能自觉、自愿地采取健康的行为生活方式，从而延缓老年痴呆症在我国老龄化社会的蔓延，缓解普通社区人群对老年痴呆症的恐慌情绪、促进社会的和谐和稳定。

9.3 社区早期预防与人群管理的内容

9.3.1 社会关注和政策支持

尽管我国是世界上痴呆患者数量最多的国家，现有痴呆患者 700 万（占全球近 1/5）；2040 年我国痴呆患者数量即将等于全世界发达国家痴呆患者数量的总和，但是，我国相关卫生政策在老年认知损害方面，特别是老年痴呆症的社区早期预防与人群管理方面却比较滞后。目前老年痴呆症等老年认知损害类疾病尚未纳入社区疾病防治规划，社区人群甚至相关卫生服务人员能获取的相关信息极少，市面上能买到的关于老年痴呆症及其家庭照料者相关健康教育和培训的书籍更是少之又少。

客观上，老年痴呆症人群及其家属已经成为一个孤单的弱势群体，独自承受老年痴呆症患者长期治疗和照料带来的沉重的经济负担、照料负担及由此带来的精神压力。同时，由于缺乏对老年痴呆症的正确认知及其无法承受长期照料带来的负担等原因，嫌弃、冷落、虐待等老年痴呆症患者的事情也是时有发生。在我国，老年痴呆症得不到重视有其潜在的传统文化原因，但更多的是由于当前社区疾病早期预防与人群管理体系落后所致。

老年痴呆症能否最终建立社区早期预防与人群管理体系，首先在于能否有全社会对老年痴呆症的关注和能否在相关政策方面得到支持。利用公益广告、报纸、广播、社区健康教育栏等宣传媒体全方位传达老年痴呆症相关健康信息，提高社区人群对老年痴呆症的正确认知，增加社区人群对老年痴呆症患者行为、精神症状的理解，从而形成对老年痴呆症患者及其家庭均友好的社会氛围。

老年痴呆症的预防、治疗和照料在国外已经有相当量的研究成果可以借鉴，老年痴呆症高危人群（如轻度认知损害患者）的健康教育、家属照料者的照料技能培训等已经开始形成较为成熟的模式，老年痴呆症等慢性病基于多部门合作进行管理的模式已经显示出较为显著的效果。这些都提示，建立我国老年痴呆症社区疾病早期预防与人群管理体系的时机已经成熟。有了足够的社会关注和政策支持，借鉴国外成功的老年痴呆症早期预防与人群管理的理论和实践模式，再结合我国实际国情，构建老年痴呆症社区早期预防与人群管理体系就自然水到渠成。

9.3.2　多层次早期预防与人群管理

多层次早期预防与人群管理体系的核心策略是从社区层面预防和控制疾病。根据健康行为理论，可以从个人、人际间和社区等维度来解释人们的健康行为，同样在构建老年痴呆症社区早期预防与人群管理体系时，可以从个人、人际间和社区等维度来设计老年痴呆症早期预防与人群管理的早期干预方案。

无论从个人、人际间还是社区角度进行早期干预，最终目的均是个体健康行为的改变，只有个体健康行为的改变才能真正早期预防疾病。老年痴呆症社区早期预防与人群管理体系首要是老年痴呆症高危人群及其家人的参与，基于个人健康行为理论的早期干预可以降低老年痴呆症发病率、缓解老年认知损害人群的疾病进展进程。同时，周围人群和社区对老年痴呆症的早期预防与人群管理也很重要，基于社区和人际间健康行为理论积极开展社区和人际间的健康行为干预可以有效改善老年痴呆症患者及其家人与周围人群和社区的关系，形成对老年痴呆症患者及其家人比较轻松和友善的社区氛围，是间接给予老年痴呆症患者及其家人的精神支持。

构建多层次老年痴呆症社区早期预防与人群管理干预方案时，对社区特征和习俗（尤其是宗教或者文化）进行深入而仔细的实证研究是老年痴呆症社区早期预防与人群管理方案能否成功的关键。老年痴呆症社区早期预防与人群管理的内容必须针对不同对象的不同特征而做相应调整。例如，不同人口社会学特征（性别、年龄、受教育程度、收入等）的人群对老年痴呆症的知识、态度和行为可能有所不同，掌握不同人群的老年痴呆症相关知识的需求特征、采取个性化的早期干预方案，将取得事半功倍的老年痴呆症社区早期预防与人群管理效果。

总体说来，老年痴呆症社区早期预防与人群管理的重点是两类人群：①老年痴呆症高危人群，如老年人和轻度认知障碍患者；②已确诊的老年痴呆症患者。

对于第一类人群，即老年痴呆症高危人群，多层次老年痴呆症社区早期预防与人群管理干预方案的内容应以健康教育、健康咨询为主，辅以长期照料技能培训。提高高危人群（女性、高龄、受教育程度低等老年人）及其家人对老年痴呆症的正确认知，使得高危人群自觉或在家人支持下改变不良行为生活方式，采取老年痴呆症早期预防相关健康行为，从而降低老年痴呆症的发病率。同时，让高危人群及其家人提前预知老年痴呆症疾病发生和发展进程、学习和掌握老年痴呆症相关长期照料技能，做好相关信息、技能和心理准备。

对于第二类人群，即已确诊的老年痴呆症患者，多层次老年痴呆症社区早期预防与人群管理干预方案应采取以长期照料技能培训为主、辅以老年痴呆症疾病发展进程相关知识的健康教育和健康咨询为主的干预内容，对象主要是老年痴呆症的家庭照料者或者长期照料人群（如家庭保姆等）。随着老年痴呆症患者病情的进展，老年痴呆症患者的临床症状会越来越明显，多层次老年痴呆症社区早期预防与人群管理方案既要提醒患者家庭成员随着老年痴呆症的疾病进展应该搜集哪些可用的信息，也要积极培训老年痴呆症照料者在老年痴呆症病程的不同时期所需的照料技能，并定期给予老年痴呆症照料者和患者家人以个性化的心理咨询和心理支持，使得老年痴呆症照料者和患者家人有信心、积极地应对老年痴呆症患者的病情变化，采取积极、有效的照料以尽量延缓患者老年痴呆症病情的进展，提高患者的生命质量。

9.3.3 多部门合作协同参与

近些年来，随着我国人口年龄结构快速老化，老年痴呆症带来沉重家庭和社会负担必将影响我国经济社会转型进程。老年痴呆症带来的问题不仅仅是个人和家庭的经济负担和长期照料等问题，而且是我国公共卫生部门、医疗服务机构、社会服务与管理组织、其他政府部门等共同面对的世纪挑战，是我国经济、社会、人口等领域不可忽视的疾病防治与人口管理问题。

只有建立科学、合理的包括公共卫生部门、医疗服务机构、社会服务与管理组织、其他政府相关部门等在内的横向和纵向的多部门合作机制才可能成功构建老年痴呆症社区早期预防与人群管理体系。例如，老年痴呆症社区早期预防应以一级预防和二级预防为主、面对社区人群（特别是老年人、轻度认知障碍等老年痴呆症高危群体），这就要求基层医疗卫生服务机构（社区卫生服务中心、社区卫生服务站、村卫生室等）和基层社会服务与管理组织（社区居委会等）横向合作。随着老年痴呆症患者病情进展到不同阶段，要求基层医疗卫生服务机构和综合/专科诊疗机构间纵向合作。

随着我国人口快速老龄化，老年痴呆症患者数量不断增多，给患者及其家庭带来了极大的经济负担。因此，社会医疗保障制度应尽早参与到老年痴呆症社区早期预防与人群管理体系中，将老年痴呆症患者常用的药品及相关护理费用纳入社会医疗保障药品和费用报销范畴，从而为老年痴呆症患者及其家庭减轻经济负担。

同时，社区及相关政府部门应为老年痴呆症家庭照料者提供经济上、信息上、心理上等各方面的支持，大力推进老年痴呆症患者家庭成员和养老机构专业护理人员培训，从政策上鼓励社区养老机构、老年护理机构收纳老年痴呆症等相关老年认知损害人群，对其进行专业长期照料和疾病管理，并建立健全服务机构、过程、结果等服务质量评估体系。

参 考 文 献

北京卫生信息网. 2009. 中国医院认知调查启动. http：//www.bjhb.gov.cn/news. do?dispatch=readById&id=27917&typeid=B. [2009-01-02]

毕敏，王德生. 2010. 浅谈老年痴呆症诊治及养护过程中存在的伦理学问题. 医学与社会，23（4）：79

代宝珍，周绿林，余悦. 2013. 基于农村医疗保障制度的老年居民慢性病管理理论框架研究. 西北人口，34（4）：83～89

杜鹏. 2011. 新时期老龄问题我们应该如何面对——从六普数据看中国人口老龄化新形势. 人口研究，35（4）：29～43

方桂珍，陈雪萍，杨立江. 2009. 925 名社区老年人轻度认知功能损害患病率及影响因素分析. 中华老年医学杂志，28（6）：512～515

郝元涛，孙希凤，方积乾，等. 2004. 量表条目筛选的统计学方法研究. 中国卫生统计，21（4）：209～211

黄若燕，唐牟尼，马崔，等. 2008. 广州市 60 岁及以上老人轻度认知障碍的患病率调查.中国神经精神疾病杂志，34（9）：533～537

贾建平. 2010. 中国痴呆与认知障碍诊治指南. 北京：人民卫生出版社

蒋瑞辉，单鑫，张瑞新，等. 2009. 医生与护士对老年痴呆症相关知识认知情况的比较. 中国临床保健杂志，12（2）：194～195

李海员，王廷平，黄绍宽，等. 2009. 蒙特利尔认知评估量表在轻度认知功能障碍筛查中的应用. 中华神经医学杂志，8（4）：376～379

李立明. 2002. 流行病学进展. 北京：北京医科大学出版社

李立明. 2011. 中国慢性病防治工作系统研究结题报告. 北京：中国协和医科大学出版社

吕红红. 2010. 健康教育对老年痴呆患者家属心理健康及应付方式的影响. 护理与康复，9（4）：364～365

彭艾莉，刘立亚，彭小燕. 2008. 湖南西部城乡老年痴呆患病水平及其生活状况等因素分析. 实用预防医学，15（5）：1605～1606

邱昌建，唐牟尼，张伟，等. 2003. 成都地区 55 岁及以上人群轻微认知功能损害患病率调查. 中华流行病学杂志，24（12）：1104～1107

仇成轩，Winblad B，Fratiglioni L. 2002. 阿尔茨海默病流行病学研究进展//李立明. 流行病学进展. 北京：北京医科大学出版社. 117～142

孙建萍. 2006. 老年护理. 北京：人民卫生出版社

孙云闯，秦斌. 2011. 中文版 MoCA 和 MMSE 在诊断遗忘型轻度认知功能障碍中的应用. 中国神经免疫学和神经病学杂志，18（2）：91～93

汤哲，张欣卿，吴晓光，等. 2007. 北京城乡老年人轻度认知障碍患病率调查. 中国心理卫生杂志，21（2）：116～118

田本淳. 2005. 健康教育与健康促进实用方法. 北京：北京大学医学出版社

王峰，徐娉，朱思慧. 2010. 枣庄市区老年痴呆知晓率及流行病学调查. 中国实用神经疾病杂志，13（23）：9～11

王宏，刘达伟. 2006. 初中学生生活质量评定量表条目筛选方法研究. 现代预防医学，33（2）：133～136

温洪波，张振馨，牛富生，等. 2008. 北京地区蒙特利尔认知量表的应用研究. 中华内科杂志，47：36～39

吴军，于芸，周青，等. 2010. 社区老年痴呆照护者体验的现象学分析. 中国社会医学杂志，27（4）：215～216

向寒梅，黄淑华. 2008. 老年痴呆患者看护者心理状况的分析. 南华大学学报·医学版，36（5）：710～711

谢瑞满. 2010. 实用老年痴呆学.上海：上海科学技术文献出版社

杨敬源，黄文湧，杨星，等. 2008. 贵阳市城区老年人认知功能障碍及影响因素分析. 中国公共卫生，24（10）：1167～1168

易刚，肖军，唐娟娟. 2011. 蒙特利尔认知评估量表在成都市社区老年人轻度认知功能障碍筛查中的应用分析. 中国临床心理学杂志，19（2）：203～208

张立秀，刘雪琴. 2008. 蒙特利尔认知评估量表中文版广州市老人院人群划界分探讨. 中国心理卫生杂志，22（2）：321～325

张明园. 2007. 老年期防治指南. 北京：北京大学出版社

张振馨，陈霞，刘协和，等. 2005. 北京、西安、上海、成都四地区痴呆患者卫生保健现状调查. 中国医学科学院学报，26（2）：116～121

张振馨，魏镜，洪霞，等. 2001. 北京市城乡痴呆及其主要亚型的患病率.中华神经科杂志，34：199～203

中国疾病预防控制中心. 2006. 中国慢性病报告. 北京：中华人民共和国卫生部疾病预防控制局

中国统计信息网. 2011. 武汉市 2010 年第六次全国人口普查主要数据公报. http：//www.tjcn.org/rkpcgb/rkpcgb/201112/22559.html. [2011-01-01]

中华人民共和国国家统计局. 2015. 2014 年国民经济和社会发展统计公报. http：//www.stats.gov.cn/tjsj/zxfb/201502/t20150226_685799.html. [2015-01-01]

中华人民共和国卫生部. 2009. 2008 年中国卫生服务调查研究：第四次家庭健康询问调查分析报告. http：//www.moh.gov.cn/publicfiles/business/htmlfiles/mohwsbwstjxxzx/s8211/201009/49165.htm. [2009-01-03]

周晓辉，洪玉，马龙，等. 2008. 新疆维吾尔自治区维、汉两民族阿尔茨海默病和血管性痴呆的流行病学调查. 中华神经科杂志，41：797～801

朱晓琼，周晓辉，库木斯，等. 2009. 乌鲁木齐市社区老年人轻度认知功能障碍的患病率调查. 新疆医科大学学报，32（5）：578～584

邹展平，周琍. 2011. 老年痴呆照料者心理健康教育干预的对照研究. 浙江预防医学，23（2）：79～81

Afgin AE，Massarwa M，Schechtman E，et al. 2012. High prevalence of mild cognitive impairment and Alzheimer’s disease in Arabic villages in Northern Israel：impact of gender and education. J Alzheimers Dis，29（2）：431～439

Allonier C，Dourgnon P，Rochereau T. 2006. Health，health care and insurance survey 2004：First results. IRDES Health Economics Letter，110：1～6

Alzheimer's Association. 2009. Alzheimer's disease facts and figures. Alzheimers Dement, 5(3): 234～270

Alzheimer's Association. 2010. Alzheimer's disease facts and figures. Alzheimers Dement, 6(2): 158～194

Association Nationale de Coordination des Réseaux Diabète. 2007. Association Nationale de Coordination des Réseaux Diabète, Bilan d'activité des Réseaux Diabète–Octobre 2006. Montegron：Association Nationale de Coordination des Réseaux Diabète

Austrom MG，Lu Y. 2009. Long term cregiving：helping families of persons with mild cognitive impairment cope. Curr Alzheimer Res，6（4）：392～398

Bandura A. 1977. Social Learning Theory. Englewood Cliffs，NJ：Prentice Hall

Bandura A. 1986. Social Foundations of Thought and Action：A Social Cognitive Theory. Englewood Cliffs，NJ：Prentice Hall

Bartlett H，Phillips DR. 1997. Ageing and aged care in the People's Republic of China：National and local issues and perspectives. Health Place，3（3）：149～159

Belle SH，Burgio L，Burns R，et al. 2006. Enhancing the quality of life of dementia caregivers from different ethnic or racial groups：a randomized，controlled trial. Ann Intern Med，145（10）：727～738

Bennett PH，Lee ET，Lu M，et al. 2001. Increased urinary albumin excretion and its associations in the WHO Multinational Study of Vascular Disease in Diabetes. Diabetologia，44：37～45

Berland Y，Bourgueil Y. 2006. Cinq expérimentations de coopération et de délégation de tâches entre professions de santé. Paris：Observatoire National de la Démographie des Professions de Santé

Bettman JR. 1977. Data collection and analysis approaches for studying consumer information processing//William D，Perreault Jr. Advances in Consumer Research. Atlanta：Association for Consumer Research，342～348

Birkmeyer JD，Dimick JB，Birkmeyer NJO. 2004. Measuring the quality of surgical care：structure，process，or outcomes. J Am Coll Surg，198（4）：626～632

Blieszner R，Roberto KA. 2010. Care partner responses to the onset of mild cognitive impairment. Gerontologist，50（1）：11～22

Boaden R，Dusheiko M，Gravelle H，et al. 2005. Evercare evaluation interim report：implications for supporting people with long-term conditions. Manchester：National Primary Care Research and Development Centre

Bormann J，Warren KA，Regalbuto L，et al. 2009. A spiritually based caregiver intervention with telephone delivery for family caregivers of veterans with dementia. Fam Community Health，32（4）：345～353

Boutoleau-Bretonnière C，Vercelletto M. 2009. Caregiver burden in dementia：relationships with the activities of daily living，behavioral，and psychological symptom. Psychol Neuropsychiatr Vieil，7（1）：15～20

Braun M，Scholz U，Bailey B，et al. 2009. Dementia caregiving in spousal relationships：a dyadic perspective. Aging Ment Health，13（3）：426～436

Brookmeyer R，Johnson E，Ziegler-Graham K，et al. 2007. Forecasting the global burden of Alzheimer's disease. Alzheimers Dement，3（3）：186～191

Bruce JM, McQuiggan M, Williams V, et al. 2008. Burden among spousal and child caregivers of patients with mild cognitive impairment. Dement Geriatr Cogn Disord, 25（4）：385～390

Bundesministerium der Justiz. 2008. Verordnung über das Verfahren zum Risikostrukturausgleich in der gesetzlichen Krankenversicherung（Risikostruktur- Ausgleichsverordnung-RSAV）. Berlin：Bundesmi nisterium der Justiz

Bundesministerium für Gesundheit. 2006. Mehr als zwei Millionen Menschen profitieren von strukturierten Behandlungsprogrammen für chronisch Kranke. Berlin：Bundesministerium für Gesundheit

Bundesversicherungsamt. 2008. Zulassung der Disease Management Programme（DMP）durch das Bundesversicherungsamt（BVA）. Bonn，Bundesversicherungsamt. http：//www. bundesversicherungsamt. de/nn_1046154/DE/DMP/dmp_node. html? _nnn= true# doc1046158 bodyText7. [2008-05-08]

Burgener SC, Marsh-Yant S, Nega KK. 2011. A combined, multimodal intervention for individuals with dementia. Res Gerontol Nurs, 4（1）：64～75

Busse R. 2004. Disease management programs in Germany's statutory health insurance system. Health Affairs, 23（3）：56～67

Cassel J. 1976. The contribution of the social environment to host resistance：the Fourth Wade Hampton Frost Lecture. Am J Epidemiol, 104（2）：107～123

Chu LW, Chi I. 2008. Nursing homes in China. J Am Med Dir Asso, 4：237～243

Coleman K, Austin B, Brach C, et al. 2009. Evidence on the chronic care model in the new millennium. Health Affairs, 28（1）：75～85

Crilly J, Chaboyer W, Wallis M. 2012. A structure and process evaluation of an Australian hospital admission avoidance programme for aged care facility residents. J Adv Nurs, 68（2）：322～334

Cristina Hernández-Quevedo, Maria Olejaz, Annegrete Juul Nielsen, et al. 2012. Do Danes enjoy a high-performing chronic care system. http：//eprints.lse.ac.uk/44128/1/Do%20Danes%20enjoy%20a%20high-performing%20chronic% 20care%20system（lsero）.pdf. [2012-01-08]

Daliri MR. 2012. Automated Diagnosis of Alzheimer Disease using the Scale-Invariant Feature Transforms in Magnetic Resonance Images. J Med Syst, 36（2）：995～1000

Dancer S, Courtney M. 2010. Improving diabetes patient outcomes：framing research into the chronic care model. J Am Acad Nurse Pract, 22（11）：580～585

Daviglus ML, Bell CC, Berrettini W, et al. 2010. National Institutes of Health State-of-the-Science Conference statement：preventing alzheimer disease and cognitive decline. Ann Intern Med, 153（3）：176～181

Delcourt C, Massin P, Rosilio M. 2009. Epidemiology of diabetic retinopathy：expected vs. Reported prevalence of cases in the French population. Diabetes Metab, 35：431～438

Donabedian A. 2005. Evaluating the quality of medical care. Milbank Q, 83（4）：691～729

Donabedian A.1988. The quality of care, how can it be assessed. JAMA, 260（12）：1743～1748

Duara R, Loewenstein DA, Greig-Custo MT, et al. 2010. Diagnosis and staging of mild cognitive impairment, using a modification of the clinical dementia rating scale：the mCDR. Int J Geriatr Psychiatry, 25（3）：282～289

Ellen N, Cécile K, Martin M. 2008. Managing chronic conditions：experience in eight countries.

Denmark：WHO Regional Office for Europe

Eloniemi-Sulkava U，Saarenheimo M，Laakkonen ML，et al. 2009. Family care as collaboration：effectiveness of a multicomponent support program for elderly couples with dementia. Randomized controlled intervention study. J Am Geriatr Soc，57（12）：2200～2208

Epping-Jordan J，Pruitt S，Bengoa R.，et al. 2004. Improving the quality of health care for chronic conditions. Qual Saf Health Care，13（4）：299～305

Etters L，Goodall D，Harrison BE. 2008. Caregiver burden among dementia patient caregivers：a review of the literature. J Am Acad Nurse Pract，20（8）：423～428

Feldman H，Sauter A，Donald A，et al. 2001. The disability assessment for dementia scale：a 12-month study of functional ability in mild to moderate severity Alzheimer disease. Alzheimer Dis Assoc Disord，15（2）：89～95

Ferri CP，Prince M，Brayne C，et al. 2005. Global prevalence of dementia：a Delphi consensus study. Lancet，366（9503）：2112～2117

Fishbein M，Ajzen I. 1975. Belief，Attitude，Intention，and Behavior：An Introduction to Theory and Research. Reading，MA：Addison-Wesley

Fratiglioni L，Rocca WA. 2001. Epidemiology of dementia//Boller F，Cappa SF，eds. Aging and Dementia：Handbook of Neuropsychology. Amsterdam：Elsevier，193～215

Ganguli M，Dodge HH，Shen C，et al. 2004. Mild cognitive impairment，amnestic type：an epidemiologic study. Neurology，63（1）：115～121

Garand L，Dew MA，Eazor LR，et al. 2005. Caregiving burden and psychiatric morbidity in spouses of persons with mild cognitive impairment. Int J Geriatr Psychiatry，20（6）：512～522

Gauthier S，Baumgarten M，Becker R. 1996. Dementia Behavior Disturbance Scale. Int Psychogeriatr，8（Suppl 3）：325～327

Gauthier S，Reisberg B，Zaudig M，et al. 2006. Mild cognitive impairment. Lancet，367（9518）：1262～1270

Gavrilova SI，Ferri CP，Mikhaylova N，et al. 2009. Helping carers to care--the 10/66 dementia research group's randomized control trial of a caregiver intervention in Russia. Int J Geriatr Psychiatry，24（4）：347～354

Glaser BG，Strauss A. 1967. The Discovery of Grounded Theory：Strategies for Qualitative Research. Chicago：Aldine De Gruyter

Gravelle H，Dusheiko M，Sheaff R，et al. 2007. Impact of case management（Evercare）on frail elderly patients：controlled before and after analysis of quantitative outcome data. BMJ，334（7583）：31

Guerra M，Ferri CP，Fonseca M，et al. 2011. Helping carers to care：the 10/66 dementia research group's randomized control trial of a caregiver intervention in Peru. Rev Bras Psiquiatr，33（1）：47～54

Guo Z，Levy B，Hinton WL，et al. 2000. The power of labels：recruiting dementia-affected Chinese American elders and their caregivers. J Ment Health Aging，6（1）：103～111

Hakim C. 1987. Research Design：Strategies and Choices in the Design of Social Research. London：Allen & Unwin

Haley WE，Bergman EJ，Roth DL，et al. 2008. Long-term effects of bereavement and caregiver intervention on dementia caregiver depressive symptoms. Gerontologist，48（6）；732～740

Handels RL，Wolfs CA，Aalten P，et al. 2013. Determinants of care costs of patients with dementia or cognitive impairment. Alzheimer Dis Assoc Disord，27（1）：30～36

Helliwell J，Layard R，Sachs J. 2013. World happiness report 2013. http：//unsdsn.org/wp-content/uploads/2014/02/WorldHappinessReport2013_online.pdf. [2013-01-09]

Hilary A，Knight P. 1999. Interviewing for Social Scientists. London：Sage Publications

Hinton L，Guo Z，Hillygus J，et al. 2000. Working with culture：a qualitative analysis of barrier to recruitment of Chinese-American family caregivers for dementia research. J Cross Cult Gerontol，15（2）：119～137

Hinton WL，Levkoff S.1999. Constructing Alzheimer's：narratives of lost identities，confusion，and loneliness in old age. Cult Med Psychiatry，23（4）：453～475

Hollister MC，Anema MG. 2004. Health behavior models and oral health：a review. J Dent Hyg，78（3）：6

Hoops S，Nazem S，Siderowf AD，et al. 2009. Validity of the MoCA and MMSE in the detection of MCI and dementia in Parkinson disease. Neurology，73（21）：1738～1745

HOPE-European Hospital and Healthcare Federation. 2010. Chronic disease：A clinical and managerial chanllenge. Copenhagen：HOPE ANGORA

Huang J，Meyer JS，Zhang Z，et al. 2005. Progression of mild cognitive impairment to Alzheimer's or vascular dementia versus normative aging among elderly Chinese. Curr Alzheimer Res，2（5）：571～578

Hui D，Elsayem A，De La Cruz M，et al. 2010. Availability and integration of palliative care at US cancer centers. JAMA，303（11）：1054～1061

International Diabetes Federation. 2009. IDF Diabetes Atlas. Belgium：International Diabetes Federation

Israel BA，Antonucci TC. 1987. Social network characteristics and psychological well being. Health Educ Q，14（4）：461～481

Jönsson L，Wimo A. 2009. The cost of dementia in Europe：a review of the evidence，and methodological considerations. Pharmacoeconomics，27（5）：391～403

Kalaria RN，Maestre GE，Arizaga R，et al. 2008.Alzheimer's disease and vascular dementia in developing countries：prevalence，management，and risk factors. Lancet Neurol，7（9）：812～826

Kamo N，Dandapani SV，Miksad RA，et al. 2011. Evaluation of the SCA instrument for measuring patient satisfaction with cancer care administered via paper or via the Internet. Ann Oncol，22（3）：723～729

Kanavos P，Stacey V，Willemien S. 2012.Diabetes expenditure，burden of disease and management in 5 EU countries. London：LSE Health and Social Care

Kemp V. 2011. Use of "chronic disease self-management strategies" in mental healthcare. Curr Opin Psychiatry，24（2）：144～148

Khunti K，Gadsby R，Millett C，et al. 2007. Quality of diabetes care in the UK：comparison of published quality-of-care reports with results of the quality and outcomes framework for diabetes. Diabet Med，24：1436～1441

Kivipelto M，Helkala EL，Hänninen T，et al. 2001. Midlife vascular risk factors and late-life mild cognitive impairment：a population-based study. Neurology，56（12）：1683～1689

Kringos DS，Boerma WGW，Bourgueil Y，et al. 2010.The European primary care monitor：structure，process and outcome indicators. BMC Fam Pract，11（1）：81

Kroeger HH，Altman I，Clark DA，et al.1965. The office practice of internists：I. The feasibility of evaluating quality of care. JAMA，193（5）：371～376

Lemmes K，Niebaer A，Huijsman R. 2009. A systematic review of integrated use of disease-management interuentions in asthma and COPD. Respir Med，103（5）：670～691

Len F. 2011. Implementing chronic care for COPD：planned visits，care coordination，and patient empowerment for improved outcomes. Int J Chron Obstruct Pulmon Dis，6：605～614

Lente E. 2012.10 Years' Experience with Disease Management Programs（DMP）in German Social Health Insurance. Berlin：Federal Association of AOK

Levey A，Lah J，Goldstein F，et al. 2006. Mild cognitive impairment：an opportunity to identify patients at high risk for progression to Alzheimer's disease. Clin Ther，28（7）：991～1001

Liang Y，Lu Z，Zhang N，et al. 2011. Evaluation of multi-dimensional outcomes of chronic diseases：A clinical example from China. Arch Gerontol Geriatr，52：e106～e109

Liaw ST，Lau P，Pyett P，et al. 2011. Successful chronic disease care for Aboriginal Australians requires cultural competence. Aust N Z J Public Health，35（3）：238～248

Lin TY. 1983. Psychiatry and Chinese culture. West J Med，139（6）：862～867

Liu Z，Albanese E，Li S，et al. 2009. Chronic disease prevalence and care among the elderly in urban and rural Beijing，China - a 10/66 Dementia Research Group cross-sectional survey. BMC Public Health，21（9）：394

Llibre Rodriguez JJ，Ferri CP，Acosta D，et al. 2008. Prevalence of dementia in Latin America，India，and China：a population-based cross-sectional survey. Lancet，372（9637）：464～474

Lobo A，Launer LJ，Fratiglioni L，et al. 2000. Prevalence of dementia and major subtypes in Europe：a collaborative study of population-based cohorts. Neurologic Disease in the Elderly Research Group. Neurology，54（11 Suppl 5）：S4～9

Logsdon RG，Gibbons LE，McCurry SM，et al. 2002. Assessing quality of life in older adults with cognitive impairment. Psychosom Med，64：510～519

Logsdon RG，Teri L，Weiner MF，et al. 1999. Assessment of agitation in Alzheimer's disease：the agitated behavior in dementia scale. Alzheimer's Disease Cooperative Study. J Am Geriatr Soc，47（11）：1354～1358

Lu YF，Haase JE. 2009. Experience and perspectives of caregivers of spouse with mild cognitive impairment. Curr Alzheimer Res，6（4）：384～391

Lüders S，Stöve S，Schrader J. 2012. Prevention of vascular dementia：Evidence and practice. Internist（Berl），53（2）：223～231

Mack JL，Patterson MB，Tariot PN. 1999. Behavior Rating Scale for Dementia：development of test scales and presentation of data for 555 individuals with Alzheimer's disease. J Geriatr Psychiatry Neurol，12（4）：211～223

Mahoney DF，Cloutterbuck J，Neary S，et al. 2005. African American，Chinese，and Latino family caregivers' impressions of the onset and diagnosis of dementia：cross-cultural similarities and differences. Gerontologist，45（6）：783～792

Mayo Clinic staff. 2010. Mild cognitive impairment（MCI）: lifestyle and home remedies. http：//www.mayoclinic.com/health/mild-cognitive-impairment/DS00553/DSECTION=lifestyle-and-home-remedies. [2010-01-03]

Meyer J，Smith BM. 2008. Chronic disease management：evidence of predictable savings. https：//www.healthmanagement.com/files/Chronic%20Disease%20Savings%20Report%20final. pdf. [2008-01-02]

Mittelman MS，Brodaty H，Wallen AS，et al. 2008. A three-country randomized controlled trial of a psychosocial intervention for caregivers combined with pharmacological treatment for patients with Alzheimer disease：effects on caregiver depression. Am J Geriatr Psychiatry，16（11）：893～904

Morgan C，Peters J，Dixon S，et al. 2010. Estimates costs of acute hospital care for people with diabetes in the United Kingdom：a routine record linkage study in a large region. Diabet Med，27：1066～1073

Morris JC，Storandt M，Miller JP，et al. 2001. Mild cognitive impairment represents early-stage Alzheimer disease. Arch Neurol，58（3）：397～405

Nasreddine ZS，Phillips NA，Bédirian V，et al. 2005. The Montreal Cognitive Assessment，MoCA：a brief screening tool for mild cognitive impairment. J Am Geriatr Soc，53（4）：695～699

National Board of Health. 2004. National Board of Health Project on major noncommunicable diseases. Copenhagen：Danish National Board of Health

National Paediatric Diabetes Audit Project Board. 2012. National Paediatric Diabetes Audit Report 2010-11. http：//www. repch. ac. uk/system/files/protected/page/NPDA% 20Annual% 20Report_25%2009%2012%20for%20web_0.pdf. [2012-09-10]

Ndong JR，Romon I，Druet C，et al. 2010. Caractéristiques，risque vasculaire，complications et qualité des soins des personnes diabétiques dans les départements d'outre-mer et comparaison à la métropole：Entred 2007～2010，France. Bulletin épidémiologique hebdomadaire，42～43：432～435

NHS Modernisation Agency and Skills for Health. 2005. Case management competences framework for the care of people with long-term conditions. Bristol：NHS Modernisation Agency and Skills for Health

Nie H，Xu Y，Liu B，et al. 2011. The prevalence of mild cognitive impairment about elderly population in China：a meta-analysis. Int J Geriatr Psychiatry，26（6）：558～563

Nolte E，Hinrichs S. 2012.Developing and validating disease management evaluation methods for European healthcare systems. Cambridge：RAND Europe

Nolte E，Knai C，McKee M.2008. Managing chronic conditions：experience in eight countries. Denmark：WHO Regional Office for Europe

Nordhus IH，Sivertsen B，Pallesen S.2012. Knowledge about Alzheimer's disease among Norwegian psychologists：The Alzheimer's disease knowledge scale. Aging Ment Health，16（4）：521～528

Nordrheinische Gemeinsame Einrichtung Disease-Management-Programme GbR. 2006. Qualitätssicherungsbericht 2005 Disease-Management-Programme in Nordrhein. Nordrheinische：Gemeinsame Einrichtung DiseaseManagement-Programme GbR

Organisation for Economic Co-operation and Development. 2013. OECD Health Statistics 2013 online database. http: //stats.oecd.org/index.aspx?DataSetCode=HEALTH_STAT. [2013-01-01]

Ostwald SK, Hepburn KW, Caron W, et al. 1999. Reducing caregiver burden: a randomized psychoeducational intervention for caregivers of persons with dementia. Gerontologist, 39(3): 299～309

Ott CH, Kelber ST, Blaylock M. 2010. "Easing the way" for spouse caregivers of individuals with dementia: a pilot feasibility study of a grief intervention. Res Gerontol Nurs, 3 (2): 89～99

Panos K, Stacey A, Willemien S. 2012. Diabetes expenditure, burden of disease and management in 5EU countries. London: LSE Health and Social Care.

Petersen RC, Morris JC. 2005. Mild cognitive impairment as a clinical entity and treatment target. Arch Neurol, 62: 1160～1163

Petersen RC, Smith GE, Waring SC, et al. 1999. Mild cognitive impairment: clinical characterization and outcome. Arch Neurol, 56 (3): 303～308

Portet F, Ousset PJ, Visser PJ, et al. 2006. Mild cognitive impairment(MCI)in medical practice: a critical review of the concept and new diagnostic procedure. Report of the MCI Working Group of the European Consortium on Alzheimer's Disease. J Neurol Neurosurg Psychiatry, 77 (6): 714～718

Prochaska, JO. 1979. Systems of psychotherapy: A transtheoretical analysis. Homewood. Illinois: Dorsey Press

Pyo G, Elble RJ, Ala T, et al. 2006. The characteristics of patients with uncertain/mild cognitive impairment on the Alzheimer disease assessment scale-cognitive subscale. Alzheimer Dis Assoc Disord, 20 (1): 16～22

Ritchie K, Artero S, Touchon J. 2001. Classification criteria for mild cognitive impairment: a population-based validation study. Neurology, 56 (1): 37～42

Rogers EM, Shoemaker FF. 1971. Communication of innovations: a cross-cultural approach. New York: Free Press

Rosenstock IM, Strecher VJ, Becker MH.1988. Social learning theory and the Health Belief Model. Health Educ Q, 15 (2): 175～183

Rothman J, Tropman JE. 1987. Models of community organization: their mixing and phasing//Cox FM, Erlich JL, Rothman J, Tropman JE. Strategies of Community Organization: Macro Practice. Itasca: IL, 3～26

Rotter JR. 1954. Social Learning and Clinical Psychology. New York: Prentice-Hall

Rozzini L, Vicini Chilovi B, Bertoletti E, et al. 2008. The importance of Alzheimer disease assessment scale-cognitive part in predicting progress for amnestic mild cognitive impairment to Alzheimer disease. J Geriatr Psychiatry Neurol, 21 (4): 261～267

Ryan KA, Weldon A, Huby NM, et al. 2010. Caregiver support service needs for patients with mild cognitive impairment and Alzheimer disease. Alzheimer Dis Assoc Disord, 24 (2): 171～176

Schoenmakers B, Buntinx F, DeLepeleire J. 2010. Supporting the dementia family caregiver: the effect of home care intervention on general well-being. Aging Ment Health, 14 (1): 44～56

Selwood A, Johnston K, Katona C, et al. 2007. Systematic review of the effect of psychological interventions on family caregivers of people with dementia. J Affect Disord, 101 (1～3): 75～89

Shaji KS, George RK, Prince MJ, et al. 2009. Behavioral symptoms and caregiver burden in dementia. Indian J Psychiatry，51（1）：45～49

Shaw JE，Sicree RA，Zimmet PZ. 2010. Global estimates of the prevalence of diabetes for 2010 and 2030.Diabetes Res Clin Pract，87：4～14

Shibata Y，Abe K，Arai A，et al. 2010. Attitudes towards family caregiving of people with dementia among the general public in Japan：scale development and validation. Nihon Ronen Igakkai Zasshi，47（4）：315～322

Simpson C，Carter PA. 2010. Pilot study of a brief behavioral sleep intervention for caregivers of individuals with dementia. Res Gerontol Nurs，3（1）：19～29

Singh D，Ham C.2006. Improving care for people with long-term conditions：a review of UK and international frameworks. Birmingham：University of Birmingham and NHS Institute for Innovation and Improvement

Singh D. 2008. How can chronic disease management programmes operate across care settings and providers? European Observatory on Health Systems and Policies. Denmark：WHO Regional Office for Europe

Somme D，de Stampa M. 2011. Ten years of integrated care for the older in France. Int J Integr Care，11：e141

Sousa RM，Ferri CP，Acosta D，et al. 2009. Contribution of chronic diseases to disability in elderly people in countries with low and middle incomes：a 10/66 Dementia Research Group population-based survey. Lancet，374（9704）：1821～1830

Steurer-Stey C，Rosemann T. 2010. Chronic care model：an evidence-based approach to caring for people with chronic disease. Praxis（Bern 1994），99（11）：655～659

Stock S，Drabik A，Büscher G，et al. 2010. German diabetes management programs improve quality of care and curb costs. Health affairs，29：2197～2205

Strauss AL，Corbin J. 1997. Grounded theory in practice. Sage：Thousand Oaks

Stuart M，Weinrich M. 2004. Integrated health system for chronic disease management：lessons learned from France. Chest，125（2）：695～703

Tabert MH，Manly JJ，Liu X，et al. 2006. Neuropsychological prediction of conversion to Alzheimer disease in patients with mild cognitive impairment. Arch Gen Psychiatry，63（8）：916～924

Tervo S，Kivipelto M，Hänninen T，et al. 2004 Incidence and risk factors for mild cognitive impairment：a population-based three-year follow-up study of cognitively healthy elderly subjects.Dement Geriatr Cogn Disord，17（3）：196～203

The Economist Intelligence Unit. 2012. Never too early：tackling chronic disease to extended healthy life years. http：//digitalresearch.eiu.com/extending-healthy-life-years/. [2012-01-06]

The Health and Social Care Information Centre. 2014. National Diabetes Audit 2012-2013 Report 1：Care Processes and Treatment Targets. http：//www. hscic. gov. uk/catalogue/PUB14970. [2014-10-2]

Thomson S，Osborn R，Squires D，et al. 2013. International Profiles of Health Care Systems，2013. http：//www. commonealthfund.org/～/media/Files/ Publications/Fund% 20Report/ 2013/Nov/1717_Thomson_intl_profiles_hlt_care_sys_2013_v2.pdf. [2013-01-03]

Tiv M，Viel JF，Mauny F，et al. 2012. Medication adherence in type 2 diabetes：the ENTRED study 2007，a French population-based study. PLoS One，17：e32412

Tranah GJ，Blackwell T，Stone KL，et al. 2011. Circadian activity rhythms and risk of incident dementia and mild cognitive impairment in older women. Ann Neurol，70（5）：722～732

Tuokko H，Morris C，Ebert P. 2005. Mild cognitive impairment and everyday functioning in older adults. Neurocase，11（1）：40～47

Waelde LC，Thompson L，Gallagher-Thompson D. 2004. A pilot study of a yoga and meditation intervention for dementia caregiver stress. J Clin Psychol，60（6）：677～687

Wang H，Yu X，Li S，et al. 2004. The cognitive subscale of Alzheimer's Disease Assessment Scale，Chinese version in staging of Alzheimer disease. Alzheimer Dis Assoc Disord，18（4）：231～235

Wengraf T. 2001. Qualitative Research Interviewing Biographic Narrative and Semi-structured Methods. London：Sage Publications

Werner P，Goldstein D，Heinik J. 2011. Development and validity of the Family Stigma in Alzheimer's disease Scale（FS-ADS）. Alzheimer Dis Assoc Disord，25（1）：42～48

WHO Regional Office for Europe.2011. European Health for All database（HFA-DB）. http：//data.euro.who.int/hfadb/. [2011-01-02]

Wilson MR，Stearns SC，Clipp EC. 2007. Depression and missed work among informal caregivers of older individuals with dementia. J Fam Econ Iss，28：684～698

Winblad B，Palmer K，Kivipelto M，et al. 2004. Mild cognitive impairment-beyond controversies，towards a consensus：report of the International Working Group on Mild Cognitive Impairment. J Intern Med，256（3）：240～246

World Health Organization. 2002. The world health report 2002 - Reducing Risks，Promoting Healthy Life. http：//www.who.int/whr/2002/en/whr02_en.pdf. [2002-01-03]

Wu B，Carter MW，Goins TR，et al. 2005. Emerging services for community-based long-term care（CBLTC）in urban China：a systematic analysis of Shanghai's community-based agencies. J Aging Soc Policy，17（4）：37～60

Wu B，Emerson Lombardo N，Chang K. 2010. Dementia Care Programs and Services for Chinese Americans in the U.S..Aging Int，35（2）：128～141

Wu B，Mao Z，Xu Q. 2008. Institutional care for elders in rural China. J Aging Soc Policy，20（2）：218～239

Wu B，Mao Z，Zhong R. 2009. Long-term care arrangements in rural China：review of recent developments. J Am Med Dir Assoc，10（7）：472～477

Xie SX，Ewbank DC，Chittams J，et al. 2009. Rate of decline in Alzheimer disease measured by a Dementia Severity Rating Scale. Alzheimer Dis Assoc Disord，23（3）：268～274

Xu G，Liu X，Yin Q，et al. 2009. Alcohol consumption and transition of mild cognitive impairment to dementia. Psychiatry Clin Neurosci，63（1）：43～49

Xu G，Meyer JS，Huang Y，et al. 2004. Cross-cultural comparison of mild cognitive impairment between China and USA. Curr Alzheimer Res，1（1）：55～61

Yang G，Kong L，Zhao W，et al. 2008. Emergence of chronic non-communicable diseases in China. Lancet，9650：1697～1705

Young MJ，Boulton AJ，MacLeod AF，et al. 1993. A multicentre study of the prevalence of diabetic peripheral neuropathy in the United Kingdom hospital clinic population. Diabetologia，

36：150～154

Zaltman G，Duncan R，Holbek J. 1973. Innovations and organizations. New York：Wiley

Zarit SH，Femia EE. 2008. A future for family care and dementia intervention research? Challenges and strategies. Aging Ment Health，12（1）：5～13

Zhan L. 2004. Caring for family members with Alzheimer's disease：perspectives from Chinese American caregivers. J Gerontol Nurs，30（8）：19～29

Zhang ZX，Zahner GE，Román GC，et al. 2005. Dementia subtypes in China：prevalence in Beijing，Xian，Shanghai and Chengdu. Arch Neurol，62：447～453

Zhang ZX，Zahner GE，Román GC，et al. 2006. Socio-demographic variation of dementia subtypes in china：methodology and results of a prevalence study in Beijing，Chengdu，Shanghai，and Xian.Neuroepidemiology，27（4）：177～187

Zhao Q，Zhou B，Ding D，et al. 2010. Prevalence，mortality，and predictive factors on survival of dementia in Shanghai，China. Alzheimer Dis Assoc Disord，24（2）：151～158

Zhou DF，Wu CS，Qi H，et al. 2006. Prevalence of dementia in rural China：impact of age，gender and education. Acta Neurol Scand，114（4）：273～280

附录一　现场调查问卷

社区老年居民认知健康调查表

问卷编号　□□□□□□□

一、基本资料

您的姓名____________________　　联系电话____________________

您的住址____

1. 您的性别　①男　　②女　　2. 出生年月（阳历）：_____年_____月

3. 您属于哪一个民族　①汉族　②其他（请注明____________________）

4. 您的受教育程度

①未上过学　　②小学　　③初中　　④高中/职高

⑤中专　　⑥大学大专　⑦大学本科　⑧硕士

⑨博士

4a. 您的受教育年限是______年

5. 您目前的婚姻状况　①未婚　②有配偶　　③离异　④丧偶

6. 您一生中所从事的主要职业是

①国家机关、党群组织、企业、事业单位负责人

②专业技术人员

③办事人员和有关人员

④农、林、牧、渔、水利业生产人员

⑤商业、服务业人员

⑥生产、运输设备操作人员及有关人员

⑦军人或学生

⑧料理家务

⑨其他______

7. 您每个月的固定收入是

①3001 元及以上　　②2001～3000 元　　③901～2000 元

④900 元及以下　　⑤不回答

8. 您参加的医疗保险是（可多选）

①城镇居民基本医疗保险　　②城镇职工基本医疗保险

③新型农村合作医疗　　④商业医疗保险

⑤公费医疗　　⑥劳动保险

⑦未参加任何保险　　⑧其他

9. 过去的半年，您的居住情况是

①独居　　②仅和配偶一起居住

③其他

10. 您现在有无子女（包括继子女/养子女）

①有　　②无（跳至第 K1 题）

11. 您现在有无子女不和您住在一起 ①有　　②无（跳至第 K1 题）

11a. 不和您居住在一起的子女大概多长时间看望您一次

①一周左右　　②一个月左右　　③三个月左右

④半年左右　　⑤一年及以上　　⑥不固定

二、老年痴呆症相关知识-态度-行为量表

知识

K1. 老年痴呆症患者的记忆力会一直减退，甚至不认识家人

①正确　　②错误　　③不知道

K2. 老年痴呆症患者的计算力、理解力和注意力会变差，可能会影响日常生活

①正确　　②错误　　③不知道

K3. 老年痴呆症患者容易出现情绪或行为变化，如烦躁、失眠、兴趣改变等

①正确　　②错误　　③不知道

K4. 老年痴呆症患者可能出现语言表达能力变差等症状

①正确　　②错误　　③不知道

K5. 老年痴呆症病情会慢慢地不断恶化

①正确　　②错误　　③不知道

态度

您的回答无所谓对与错，只要是您的真实想法即可。

A6. 有人说：“老年痴呆症不是疾病，是自然衰老现象。”您对这个观点的态度是

①非常不同意 ②不同意 ③不表态、随便 ④同意 ⑤非常同意

A7. 有人说：“老人出现记忆力持续减退，或伴有容易走失、语言表达能力变差等症状没有必要去医院检查。”您对这个观点的态度是

①非常不同意 ②不同意 ③不表态、随便 ④同意 ⑤非常同意

A8. 有人说：“老人得了老年痴呆症没有必要去医院治疗。”您对这个观点的态度是

①非常不同意 ②不同意 ③不表态、随便 ④同意 ⑤非常同意

A9. 有人说：“得了老年痴呆症是件丢脸的事情。”您对这个观点的态度是

①非常不同意 ②不同意 ③不表态、随便 ④同意 ⑤非常同意

A10. 有人说：“家里的老人得了老年痴呆症，外人知道了会笑话的。”您对这个观点的态度是

①非常不同意 ②不同意 ③不表态、随便 ④同意 ⑤非常同意

A11. 如果您的朋友得了老年痴呆症，您愿意像往常一样和他（她）交往吗

①非常不愿意 ②不愿意 ③不表态、随便 ④愿意 ⑤非常愿意

行为

P12. 您是否注意日常饮食的营养均衡

①从不 ②偶尔 ③有时 ④经常 ⑤一直是

P13. 您是否注意限制日常饮食中盐的食用量

①从不 ②偶尔 ③有时 ④经常 ⑤一直是

P14. 您是否注意限制日常饮食中糖的食用量

①从不 ②偶尔 ③有时 ④经常 ⑤一直是

P15. 您平时参加社区或其他机构组织的活动吗

①从不 ②偶尔 ③有时 ④经常 ⑤一直是

P16. 您平时锻炼身体吗，如散步、慢跑、打太极、跳舞等

①从不 ②偶尔 ③有时 ④经常 ⑤一直是

P17. 您平时的兴趣爱好有哪些（可多选）

①戏曲、弹唱　②下棋、打牌或麻将（包括电脑或网络棋牌游戏等）

③书法、绘画　④郊游或旅游　⑤摄影　⑥钓鱼

⑦其他____________________（请说明）

三、MoCA 筛查意愿和筛查结果

18. 是否愿意参与 MoCA 筛查　①是　②否

19. MoCA 筛查是否完成　①是　②否

19a. 如果完成，MoCA 筛查总得分是__________（未按受教育年限调整前）

19b. 如果未完成，原因是____________________

附录二　MoCA 量表

蒙特利尔认知评估量表（中文版）
Montreal Cognitive Assessment(MoCA) Chinese Version

姓名：________ 性别：____ 出生日期：________ 教育水平：________ 检查日期：________

视空间与执行功能

戊 结束　甲　5　乙　2　1 开始　丁　4　3　丙

【 】

复制立方体 【 】

画钟表（11点过10分）（3分）
【 】轮廓　【 】数字　【 】指针

得分 __/5

命名

【 】　【 】　【 】　__/3

记忆

读出下列词语，而后由患者重复上述过程重复2次
5分钟后回忆

	面孔	天鹅绒	教堂	菊花	红色
第一次					
第二次					

不计分

注意

读出下列数字，请患者重复（每秒一个）

顺背【 】21854
倒背【 】742　__/2

读出下列数字，每当数字1出现时，患者必须用手敲打一下桌面，错误数大于或等于2不给分

【 】521394118062151945111419051112　__/1

100连续减7　【 】93　【 】86　【 】79　【 】72　【 】65　__/3

4~5个正确给3分，2~3个正确给2分，1个正确给1分，全都错误为0分

语言

重复：我只知道今天张亮是来帮过忙的人【 】　狗在房间的时候，猫总是躲在沙发下面【 】　__/2

流畅性：在1分钟内尽可能多的说出动物的名字　【 】____（N≥11名称）　__/1

抽象

词语相似性：如香蕉-桔子=水果　【 】火车-自行车　【 】手表-尺子　__/2

延迟回忆

回忆时不能提示	面孔【 】	天鹅绒【 】	教堂【 】	菊花【 】	红色【 】	仅根据非提示回忆计分
选项 分类提示						
选项 多选提示						

__/5

定向

【 】日期　【 】月份　【 】年代　【 】星期几　【 】地点　【 】城市　__/6

总分　____/30

血管性认知功能损害的高危人群：

★隐匿性脑梗死　★短暂性脑缺血发作(TIA)　★腔隙性脑梗死　★脑白质疏松症

编 后 记

《博士后文库》(以下简称《文库》)是汇集自然科学领域博士后研究人员优秀学术成果的系列丛书。《文库》致力于打造专属于博士后学术创新的旗舰品牌，营造博士后百花齐放的学术氛围，提升博士后优秀成果的学术和社会影响力。

《文库》出版资助工作开展以来，得到了全国博士后管委会办公室、中国博士后科学基金会、中国科学院、科学出版社等有关单位领导的大力支持，众多热心博士后事业的专家学者给予积极的建议，工作人员做了大量艰苦细致的工作。在此，我们一并表示感谢！

《博士后文库》编委会